Alessandra **Moro Buronzo**

Les incroyables **vertus** du **bicarbonate** de **soude**

Usage interne, usage externe

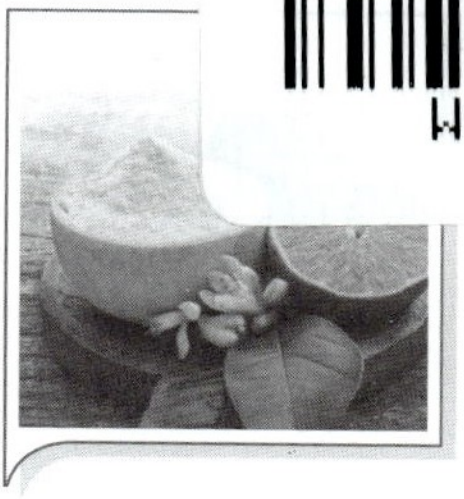

jouvence
EDITIONS

De la même autrice aux Éditions Jouvence

Mon alimentation santé facile : Salades santé
Mon alimentation santé facile : Soupes santé minceur
Mon alimentation santé facile : Curcuma et gingembre, mes épices miracles
Prendre soin de sa peau au naturel
Mes huiles essentielles à la maison : c'est parti !
Les Vertus de l'ortie
Les Incroyables Vertus du curcuma
Les Incroyables Vertus du gingembre
Bicarbonate de soude, citron, vinaigre, argile, miel, sel : Les 6 Produits miracles
Les Incroyables Vertus du régime Okinawa
Nettoyez bien, nettoyez écolo !

Catalogue gratuit sur simple demande

Éditions Jouvence
France : BP 90107 – 74160 Saint-Julien-en-Genevois Cedex
Suisse : Route de Florissant, 97 – 1206 Genève
Site Internet : **www.editions-jouvence.com**
Mail : info@editions-jouvence.com

ISBN : 978-2-88911-538-9

Maquette d'intérieur : Virginie Cauchy
Maquette de couverture : Frank Pitel [grad-design.fr]
Couverture : Éditions Jouvence
Photo de couverture : Adobe Stock : © Alexander Ruiz
Mise en pages : Stéphanie Roze

Pictogrammes

- À retenir
- Attention
- Bon à savoir
- Conclusion
- Le petit plus
- Le saviez-vous ?
- Exercice
- Variante
- Pour aller plus loin
- Recette
- Témoignage
- Trucs et astuces
- Un peu d'histoire
- Zoom
- Huile essentielle

Notre collection Maxi-Pratiques se veut claire, lisible, didactique et facile d'accès. Elle comporte des rubriques reconnaissables par des pictogrammes (ci-dessus); vous accédez ainsi à l'essence de nos livres rapidement (chaque livre ne contient pas forcément tous les pictogrammes présents). Bonne lecture et bien du plaisir!

Sommaire

Introduction

Si le terme de bicarbonate de soude ne vous dit pas grand-chose, demandez à votre grand-mère, elle saura sûrement vous en parler. Personnellement, j'ai toujours vu cette boîte de poudre blanche traîner un peu partout chez ma grand-tante, celle qui m'a en partie élevée. Elle l'utilisait pour beaucoup de choses, car elle le considérait comme étant un produit sûr et très efficace. Ma grand-tante avait un esprit bien pragmatique et elle savait aller au bout des choses, sans perdre de temps. Elle disait souvent qu'on n'avait pas besoin d'utiliser une légion de produits quand un seul faisait l'affaire. Elle avait trouvé le bicarbonate de soude qui ne coûtait pas cher et qui était extrêmement efficace. Pourquoi perdre du temps pour chercher mieux ? Elle avait raison ! Elle lavait ses fruits et ses légumes avec ce produit, elle en prenait quand elle n'avait pas bien digéré car elle souffrait d'acidité d'estomac, elle l'utilisait pour nettoyer la cuisine et la salle de bains, elle le mettait dans l'eau de la machine à laver le linge (elle n'avait pas de lave-vaisselle !) pour combattre le calcaire, elle en mettait toujours un peu quand elle voulait « désinfecter » les vêtements et les affaires d'un bébé qu'elle gardait de temps en temps et elle en mettait aussi dans l'eau de son bain.

En ce qui me concerne, j'avoue avoir commencé à suivre l'exemple de ma grand-tante longtemps après sa mort. En effet, comme beaucoup d'entre nous, en commençant ma vie de jeune femme, j'ai cédé aux discours publicitaires qui nous entraînent tous à acheter un produit pour chaque tâche. Je croyais mieux faire, être plus efficace et je ne comprenais pas l'enjeu économique que l'on cachait sous le terme de progrès. Et puis, il y avait les habitudes… J'allais au supermarché et j'achetais toujours les mêmes produits, plus ou moins connus.

Avec le temps, j'ai redécouvert le bicarbonate de soude. J'ai rencontré une femme qui, tout comme ma grand-tante, m'a avoué utiliser le bicarbonate de soude pour presque tout faire à la maison et même pour les petits bobos de tous les jours. J'ai commencé à réfléchir et à me demander en effet pourquoi il fallait acheter plein de produits différents, plus polluants les uns que les autres, quand j'avais à ma disposition un seul produit efficace, non polluant et, de plus, peu coûteux.

En ce moment historique, dans lequel tout le monde est en train de se demander quel est le petit geste que l'on peut faire pour contribuer à « sauver » notre planète, le bicarbonate de soude apporte sûrement sa réponse.

Dans ce livre, j'ai réuni tous les conseils que j'ai pu trouver et retrouver. Ce sont les suggestions de plusieurs personnes qui utilisent le bicarbonate de soude depuis des années.

Vous y découvrirez des astuces :

- ↗ pour votre hygiène personnelle ;
- ↗ pour venir à bout des petits bobos quotidiens (tout en sachant que le bicarbonate de soude ne remplace pas une consultation médicale !) ;
- ↗ pour votre beauté ;
- ↗ pour nettoyer votre maison ;
- ↗ pour votre jardin ;
- ↗ pour vos animaux de compagnie ;
- ↗ pour le garage ;
- ↗ pour enlever les mauvaises odeurs ;
- ↗ pour faire la cuisine…

À vous de compléter la liste !

Mon conseil ? Si vous n'avez pas encore découvert le bicarbonate de soude, testez-le sans tarder. Vous serez surpris(e) de découvrir tous les services que cette petite poudre blanche est en mesure de vous rendre. Cet ouvrage vous propose de découvrir en profondeur le bicarbonate de soude et d'en faire un usage optimal et brillant.

Carte d'identité

Nom : le produit est connu sous différentes appellations :

- Bicarbonate de soude
- Bicarbonate de sodium
- Hydrogénocarbonate de sodium
- $NaHCO_3$
- Poudre à pâte
- Soda à pâte
- Poudre à lever
- Baking soda, aux États-Unis
- Sel de Vichy, en Belgique
- « Petite vache », au Québec, en faisant référence à l'image sur la boîte du produit commercial autrefois vendu dans ce pays.

Dans cet ouvrage, il sera dénommé « bicarbonate de soude ».

Adresse :

- avant l'achat, le bicarbonate de soude se trouve normalement dans les grandes surfaces, dans les magasins biologiques, en parapharmacie et en pharmacie;
- après l'achat, il trouve sa place dans les placards de la maison, en particulier dans la cuisine et la salle de bains.

Né : il y a environ 150 ans, en 1846.

Parents : John Dwight et Austin Church, deux boulangers de New York.

Caractéristiques : poudre fine.

État physique : solide.

Couleur : blanche.

Odeur : aucune.

Toxicité : aucune.

Signes particuliers : il traverse le temps sans perdre son intérêt ni prendre une ride, au contraire il revient à la mode.

Emploi : produit aux multiples ressources. Lire attentivement ce livre pour les connaître toutes !

chapitre 1

L'histoire du bicarbonate de soude

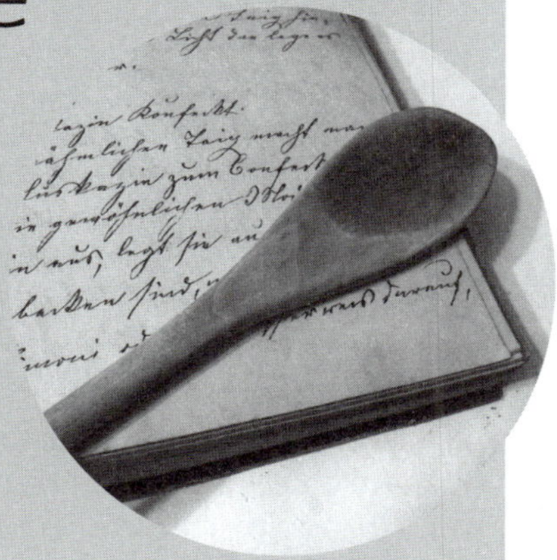

Depuis toujours, l'être humain utilise le bicarbonate de soude pour les actes de la vie quotidienne : dans l'Égypte ancienne pour l'usage personnel ainsi que pour la momification, puis au cours des âges dans le développement de différentes indutries.

Nous pouvons certainement affirmer que l'utilisation du bicarbonate de soude et du carbonate de soude ne date pas d'aujourd'hui ! L'être humain les emploie depuis la nuit des temps.

Le bicarbonate et le carbonate de soude étaient le produit des cendres de certaines plantes, d'où le terme anglais *Soda ash* (*ash* en anglais signifie « cendre »). N'oublions pas que les cendres, qui étaient utilisées comme détergent il y a quelques décennies encore, n'étaient rien d'autre qu'un mélange de carbonate de sodium et de potassium !

Les premières traces d'utilisation du bicarbonate de soude se retrouvent déjà dans l'Égypte ancienne. Les gens utilisaient régulièrement un mélange composé de carbonate de sodium et de bicarbonate de sodium, que l'on appelait le natron. Ce minéral était obtenu à partir de l'évaporation de l'eau d'un lac salé. Ses utilisations étaient multiples (déjà à l'époque !) : il était employé pour l'hygiène personnelle, car les gens l'utilisaient comme savon, pour laver et colorer les tissus, pour produire le verre et, de plus, il faisait partie de nombreux ingrédients nécessaires au processus de la momification.

Le carbonate de sodium a été ensuite utilisé dans le cours des siècles comme élément important dans l'industrie du papier, du savon, du tissu et du verre. C'est à la fin du XVIIIe siècle qu'un chimiste français, Nicolas Le Blanc, en participant à un concours, met au point une formule pour obtenir la transformation du sel en sodium. Grâce à son idée, il fut possible de produire une grande quantité de carbonate de sodium, l'aïeul du bicarbonate de soude, nécessaire à une industrie naissante. Cependant le procédé trouvé présentait plusieurs inconvénients majeurs : il produisait une grosse quantité de résidus toxiques et demandait des températures très élevées pour la production.

En 1846, deux boulangers de New York, John Dwight et Austin Church, soucieux de trouver un produit pour lever la pâte, constatent que le carbonate de sodium ajouté au lait donne naissance à du gaz carbonique, ayant un effet de levure. En se penchant sur le sujet, ils arrivent à raffiner le carbonate de sodium et à obtenir ainsi du bicarbonate de sodium.

À la suite de la découverte de Nicolas Le Blanc, en 1863, en Belgique, le chimiste Ernest Solvay met au point une procédure bien plus simple, plus économique et plus écologique pour produire du bicarbonate de soude au niveau industriel. Son nouveau système de production ne demande pas de températures élevées pour la transformation du sel et du calcaire en bicarbonate de sodium. De l'ammoniac est utilisé dans le processus de fabrication, mais il est recyclé. Son nouveau système ne produit donc pas de déchets toxiques. La première usine de production de bicarbonate de soude, méthode Solvay, ouvre ses portes. Aujourd'hui, il y a plusieurs usines de production dans le monde entier.

chapitre 2

Le bicarbonate de soude dans toute sa splendeur

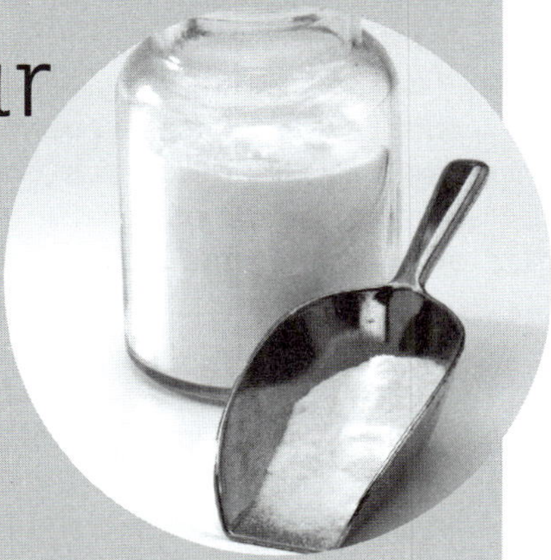

Efficace, polyvalent, économique, facile d'usage : on ne compte plus tous les avantages à utiliser du bicarbonate de soude pour le ménage de la maison, pour soi-même, ou pour les animaux de compagnie.

Plébiscité déjà par nos grands-parents, le bicarbonate de soude ne manque pas d'intérêt dans une maison !

Polyvalent

Il est utilisé pour l'hygiène corporelle, pour la santé, pour désodoriser, pour nettoyer son chez soi, pour faire briller certains objets, pour désinfecter, pour faire la cuisine ou comme pesticide dans le jardin. Son pouvoir légèrement abrasif permet de venir à bout d'une grande quantité de taches, de saleté et d'incrustation. Sans odeur, le bicarbonate de soude est un sel alcalin qui se dissout facilement dans l'eau. Il agit comme un tampon, car il est capable de réguler et de stabiliser le pH quand celui-ci est trop acide. C'est pour cette raison qu'il est depuis des décennies utilisé pour soulager les brûlures d'estomac, pour faciliter la digestion, pour l'hygiène buccale… En usage externe, il adoucit l'eau, prévient la formation de calcaire sur les tubes de nos appareils ménagers et de nos sanitaires. La liste n'est certainement pas exhaustive, vous en découvrirez les possibilités d'emploi au fil du livre…

Non polluant

De plus, cette fine poudre blanche sous forme de très petits cristaux est naturelle et sans aucun danger pour l'environnement, car elle n'est pas polluante. Une fois utilisée, elle est biodégradable.

Non toxique

Avec le bicarbonate de soude, il n'est nullement besoin de se servir de produits chimiques, toxiques et agressifs pour la peau. Inoffensif, ce produit peut être mis en contact des adultes, des enfants, des animaux de compagnie et des plantes.

Efficace

Il est utilisé depuis des décennies dans toutes les maisons et dans le monde entier avec grande satisfaction, si on en croit les témoignages des différents utilisateurs.

Peu coûteux

Le dernier critère, non négligeable en particulier dans ces derniers temps de crise économique, est que le bicarbonate de soude ne coûte véritablement pas cher.

Bref, que demander de plus ?

Pourquoi utiliser le bicarbonate de soude ?

Voici les principales raisons évoquées par les utilisateurs du bicarbonate de soude :

- il permet de multiples usages ;
- on peut l'utiliser pour sa propre personne, pour ses enfants, pour les animaux de compagnie, pour la maison, pour faire la cuisine et pour les plantes du jardin ;
- en usage externe, il remplace un grand nombre de produits de ménage ;
- quand on l'emploie pour nettoyer, il n'agresse pas la peau ;
- sur le plan personnel, on peut l'utiliser comme un remède pour une multitude de petits problèmes de la vie de tous les jours ;
- il est utile aussi pour l'hygiène personnelle et il adoucit la peau ;
- il a fait ses épreuves : déjà nos grands-mères en étaient contentes ;
- il n'est ni toxique ni dangereux ;
- il n'est pas polluant pour l'environnement, car il est biodégradable ;
- il ne coûte pas cher ;
- il se conserve longtemps ;
- il se stocke facilement ;
- il se trouve sans problème dans le commerce ;
- on a l'impression de faire un geste pour la planète.

Usages multiples

Quelles sont ses actions principales ?

Il s'agit d'une substance tampon : le bicarbonate de soude possède le pouvoir d'équilibrer le pH et de le stabiliser. Il aide ainsi le processus digestif des substances acides.

- Il est **désodorisant** : en exerçant une action tampon, il empêche la diffusion dans l'air des mauvaises odeurs constituées de substances volatiles acides ou fortement basiques.

- C'est une **poudre levante** : le bicarbonate de soude produit du CO_2 quand il est chauffé ou mélangé à un élément acide (il neutralise la composante acide en produisant du CO_2). Ce gaz ainsi produit, en rentrant en contact avec les molécules de la farine, les fait gonfler. Cela a pour résultat de faire augmenter le volume de la farine de blé, avant de disparaître.

- Il **corrige la dureté de l'eau** : le bicarbonate de soude dissout dans l'eau évite que les ions de calcium précipitent sous forme de calcaire. Il prévient donc la formation du calcaire dans les sanitaires et à l'intérieur des tubes d'évacuation de l'eau.

Désodorisant
Poudre levante
Alcalinisant
Nettoyant

- C'est un **agent nettoyant et légèrement abrasif** : le bicarbonate de soude possède un pouvoir nettoyant efficace grâce à la présence de ses petits cristaux qui grattent les surfaces délicatement sans laisser d'égratignures.

Comment faut-il l'utiliser ?

- On le verse tel quel dans un bol ou on laisse le paquet ouvert pour absorber les mauvaises odeurs.
- Il est saupoudré directement sur les surfaces pour raviver les couleurs des tissus ou pour enlever les mauvaises odeurs.
- Il est dilué dans de l'eau pour laver, nettoyer, augmenter l'efficacité des autres produits, adoucir la peau, soulager les inflammations, mieux nettoyer les aliments et s'opposer à la formation de calcaire.
- Sous forme de pâte, il sert à nettoyer en profondeur. Pour faire une pâte il faut mélanger 3 parts de bicarbonate de soude et 1 part d'eau.
- Il est ingrédient dans la préparation des recettes, pour faire lever la pâte, raviver la couleur des aliments et les rendre plus digestes.
- Il est versé directement sur l'endroit intéressé pour éloigner certains insectes.
- En usage interne, il est dilué dans l'eau avant d'être avalé.

Pur ou dilué

Côté pratique

Où peut-on l'acheter ?

En France, le bicarbonate de soude se trouve facilement en pharmacie, en parapharmacie, en grande surface au rayon du sel, de la farine ou dans celui des produits d'entretien, et dans les magasins biologiques.

Si vous le cherchez dans les grandes surfaces, sachez qu'il n'est pas toujours évident de le repérer, car il se confond avec les boîtes de sel fin. En effet, il peut être conditionné de façon très similaire.
Il peut être dans une boîte en carton ou dans un emballage de forme cylindrique avec un disque qui permet un usage différent à travers de petits, moyens ou gros trous (exactement comme pour le sel fin !).

Facile à trouver

Les prix[1]

Les prix varient selon la quantité achetée et l'endroit où vous vous rendez. Normalement en grande surface, les prix devraient être moins chers qu'à la pharmacie. D'après mon expérience en grande surface, les prix varient selon les enseignes entre 2 et 4 euros pour

1 À titre indicatif.

une boîte de 400 g, tandis que dans les coopératives biologiques, vous pouvez trouver des conditionnements d'1 kg pour environ 5 à 10 euros.

Bon marché

En ce qui concerne les pharmacies et les parapharmacies, les prix varient selon la volonté des propriétaires.

La conservation

Le bicarbonate de soude se conserve très longtemps dans un placard protégé de l'humidité. Vous pouvez le garder dans son emballage d'origine, inutile de le mettre dans une autre boîte surtout si elle est en métal. Souvenez-vous de fermer la boîte après chaque utilisation, car le bicarbonate de soude absorbe très facilement les odeurs.

Les mesures pour les dosages

- 1 cuillère à café = environ 5 grammes.
- 1 cuillère à soupe = environ 25 grammes.

Les marques

Parmi les marques les plus connues et vendues dans les magasins on retrouve :

- Cérébos®, dénommé « Bicarbonate alimentaire », conditionnement de 400 g, boîte en plastique ;
- Ecodis®, conditionnement d'1 kg ;
- BicarNet®, la marque du laboratoire Solvay ;
- Salins®, dénommé « Bicarbonate alimentaire », conditionnement de 400 g, boîte en carton ;
- Gifrer®, surtout en pharmacie et parapharmacie ;
- Phy®, pour l'hygiène bucco-dentaire, conditionnement de 250 g, sous sachet.

La production du bicarbonate de soude

De nos jours, la plupart de la production mondiale de bicarbonate de soude (environ 70 %) se fait selon le procédé Solvay à partir du sel et du calcaire. Le groupe belge Solvay, implanté dans de nombreux pays, est ainsi le premier producteur mondial de bicarbonate de soude.

Le restant du bicarbonate de soude est en revanche extrait de dépôts naturels, à partir des gisements du natron, un mélange de sel et de

> Mélange de sel et de carbonate de sodium

carbonate de sodium. Un très grand gisement a été découvert en 1938 lors d'un forage pétrolier au Wyoming (États-Unis), dans la vallée de la Rivière Green. L'exploitation de ce lac évaporé il y a quelques millions d'années a remplacé une très grande partie de la production synthétique du bicarbonate de soude aux États-Unis. D'autres gisements de natron se trouvent en Afrique et plus précisément au Kenya, au Tchad et en Tanzanie.

Utilisation industrielle du bicarbonate de sodium

Le bicarbonate de soude trouve un vaste emploi au sein de l'industrie, grâce à sa capacité de maintenir la valeur du pH à 8,1. Il exerce donc une action sur les solutions acides, mais également sur celles fortement basiques. C'est pour cette raison qu'il est présent dans la composition de nombreux produits les plus divers.

Il est surtout utilisé dans l'industrie :

- métallurgique ;
- alimentaire, en particulier dans la production des produits de boulangerie et des boissons effervescentes ;
- du verre ;
- des détergents, comme les lessives en poudre et les savons ;
- des produits chimiques et pour le plastique ;

- des produits pharmaceutiques, comme les cachets effervescents, les dentifrices, les médicaments digestifs et ceux qui luttent contre l'acidité gastrique ;
- des eaux minérales, comme les eaux bicarbonatées (exemples Vichy et Saint-Yorre) ;
- de l'alimentation animale, comme élément équilibrant de l'alimentation selon les saisons ou en alternative au sel.

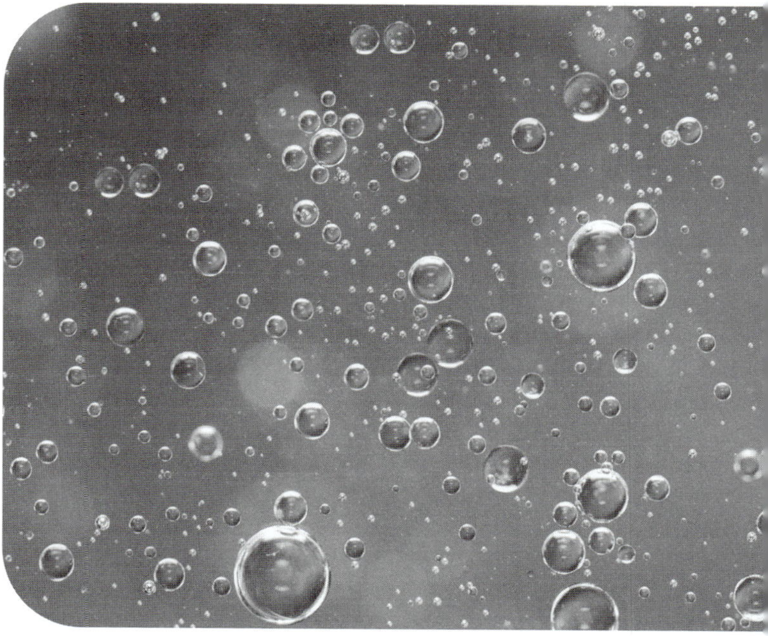

chapitre 3

Le bicarbonate de soude à l'intérieur de la maison

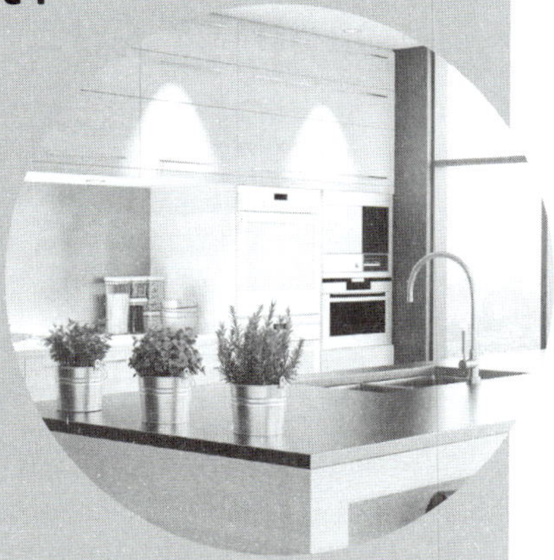

Un seul produit pour tout nettoyer dans la maison ! De la cuisine à la salle de bains en passant par les chambres, le bicarbonate de soude enlève taches, saleté, calcaire et odeurs sur les ustensiles comme sur les tissus.

Le nettoyage de la maison

De nos jours, nous utilisons une grande quantité de produits de ménage pour laver, nettoyer et faire briller notre maison. Nos armoires sont pleines de produits de toutes sortes : à base d'eau de javel, à polir, à détartrer, à dégraisser et à tuer des microbes de tout genre. Chaque bouteille est destinée à une tâche bien précise. Réel besoin ou génial coup de marketing ?

Plus ou moins efficaces, ces produits contiennent tous un bon nombre de substances chimiques. Certaines sont assez inoffensives, mais d'autres sont bien plus dangereuses et doivent être utilisées avec de grandes précautions. Les études sur l'impact des substances chimiques sur la santé humaine se développent et nous réalisons désormais de plus en plus clairement qu'une grande partie des agents nettoyants sont agressifs pour notre peau et dangereux pour notre santé.

En effet, les analyses et l'expérience ont montré que, dans les produits de nettoyage, on trouve des ingrédients pouvant être cancérogènes, allergisants ou neurotoxiques. Ils sont bien évidemment présents en petites quantités dans les produits que nous utilisons, ce qui les rend « acceptables ». Mais, à la longue ? Et combinés entre eux ? Et si on les touche et on les respire pendant plusieurs heures quotidiennement ?

De plus, ces produits chimiques sont normalement évacués à travers l'eau et vont s'accumuler dans l'environnement. Après de longues années d'usage sans souci et peut-être sans trop de maîtrise, ils constituent maintenant une menace pour notre santé et celle de notre planète.

Ce discours ne veut pas être alarmiste, mais vise simplement à inciter à la prudence. Quand vous utilisez les produits de nettoyage domestique, n'oubliez pas de les manipuler avec des gants car vous pouvez les absorber à travers votre peau. De plus, il est recommandé de ne pas trop les respirer pendant leur utilisation. Facile à dire... Comment faire le ménage sans être proche de l'endroit à nettoyer ? La distance maximale correspond à la longueur de notre bras ! Et puis, avez-vous déjà essayé de frotter avec un bras tendu et la tête penchée en arrière ? C'est tout simplement impossible. En nettoyant votre appartement, vous rentrez inévitablement en contact avec ces produits chimiques, tout au moins à travers votre respiration.

Pour notre bien et pour celui de la planète, des alternatives naturelles et moins polluantes sont possibles et bien efficaces. Il suffit de retrouver les gestes et les habitudes de nos grands-mères pour l'entretien quotidien et réserver la chimie seulement aux moments de grande nécessité.

Le saviez-vous

Le bicarbonate de soude est utile :

- pour raviver les couleurs des tapis et de la moquette ;
- pour enlever les mauvaises odeurs de la maison ;
- pour rafraîchir les tissus des fauteuils et des canapés ;
- pour nettoyer toutes les surfaces lavables ;
- pour polir les métaux, y compris l'argenterie ;
- pour faire briller la salle de bains ;
- pour tous les appareils de la cuisine ;
- pour laver les sols ;
- pour nettoyer les carrelages ;
- pour détartrer ;
- pour adoucir l'eau ;
- pour éteindre les petits feux ;
- pour mieux laver le linge ;
- pour combattre la prolifération des acariens ;
- pour repousser les fourmis…

Parmi les « vieux » remèdes, le bicarbonate de soude ne se démode pas. Il a toujours la côte et même il gagne en popularité. Il faut avouer qu'il s'agit d'un produit formidable, capable de tout faire à l'intérieur de la maison. Une fois que vous aurez essayé, vous ne pourrez plus vous en passer.

Il s'agit d'un véritable produit polyvalent à l'usage simple. Il est sans danger pour notre santé, pour celle de nos enfants et de nos animaux domestiques, pour les aliments, pour nos meubles. De plus, il ne coûte pas cher et remplace une multitude de produits différents.

Bon à savoir

Pour enlever les odeurs de votre appartement :

Plusieurs sources (UFC-Que choisir, entre autres) mettent en garde le consommateur sur l'utilisation des désodorisants d'intérieur, car il est désormais prouvé qu'ils libèrent des substances chimiques dans l'air de nos appartements. La réglementation en vigueur actuellement ne donne pas de mesures limites sur les substances nocives pouvant se dégager de ces désodorisants, soupçonnés par certains d'être même cancérogènes. Utilisez plutôt régulièrement du bicarbonate de soude, il a un pouvoir désodorisant et peut être employé partout. Lisez ce chapitre, vous en découvrirez des usages auxquels vous ne pensez pas toujours.

Certains, pris par l'enthousiasme, parlent d'un « produit miracle » ! Je n'irai pas jusque-là, mais je pense toutefois que le bicarbonate ne devrait jamais manquer à la maison. Pensez au bonheur que vous ressentirez en ne respirant plus les odeurs chimiques des produits industriels classiques et en ayant juste une boîte en dessous de votre évier !

Trucs et astuces

Pour enlever les mauvaises odeurs de votre appartement ou maison, ouvrez d'abord les fenêtres pour aérer tous les jours et puis diluez dans 1/2 litre d'eau 2 cuillères à soupe de bicarbonate de soude et le jus d'un citron. Placez le tout dans une coupelle et laissez agir.

Dans la cuisine

Gardez toujours à portée de main une boîte de bicarbonate de soude dans votre cuisine, vous verrez à quel point cette petite poudre blanche vous sera utile. Ayez juste le bon réflexe de la protéger de l'humidité.

Polyvalent

Avec un seul produit vous pourrez nettoyer le carrelage, les plans de travail, le réfrigérateur, la poubelle, la cuisinière, les boîtes en plastique, les casseroles, la vaisselle, l'évier, la robinetterie, le four, le micro-ondes, la hotte, les casseroles... Il suffit d'en mettre un peu sur un chiffon sec ou humide, de nettoyer ou de frotter et de rincer pour enlever la saleté et les taches. Le bicarbonate possède en plus le pouvoir d'éliminer les mauvaises odeurs, si fréquentes en cuisine quand on prépare les repas.

De plus, vous pouvez utiliser du bicarbonate de soude pour réaliser un grand nombre de recettes (voir le chapitre « Des recettes culinaires avec du bicarbonate de soude »).

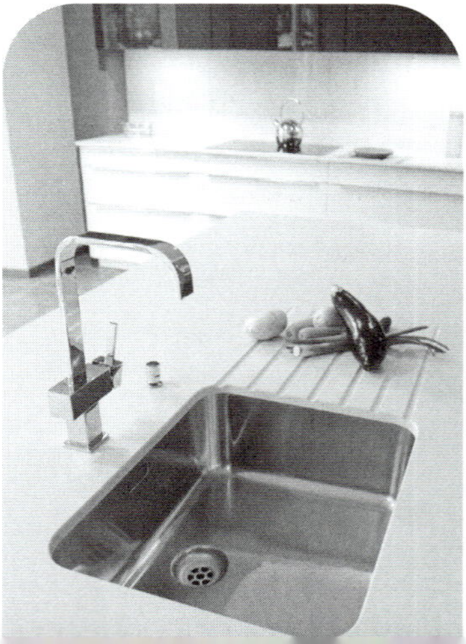

Pour nettoyer l'évier

- Utilisez le bicarbonate de soude à la place de votre produit de nettoyage habituel. Rincez soigneusement après avoir frotté pour enlever toute la poudre restante.
- Si votre évier est en inox, vous pouvez ajouter un peu de vinaigre blanc au bicarbonate de soude, rincez bien et normalement votre évier devrait briller, sans faire trop d'effort.
- Le bicarbonate de soude est également efficace pour enlever les taches qui peuvent se former dans un évier en céramique. Frottez vigoureusement ces taches avec un chiffon mouillé et 1 cuillère à soupe de bicarbonate de soude. Répétez plusieurs fois l'opération.
- Si les taches sont tenaces, versez une couche de bicarbonate de soude sur la partie à nettoyer. Laissez agir toute une nuit et le lendemain frottez bien.

Contre les odeurs sous l'évier

Pour enlever les odeurs pouvant se former dans le placard sous l'évier (surtout si vous y gardez des chiffons humides !), placez-y une coupelle remplie de bicarbonate de soude. Vous pouvez également ouvrir une boîte en carton de bicarbonate de soude et la placer ainsi dans votre placard. Renouvelez régulièrement tous les trois mois la poudre à l'intérieur de la coupelle ou changez de boîte.

Pour la table de la cuisine

Pour bien nettoyer la table de votre cuisine, utilisez une solution en mélangeant 1 cuillère à soupe de bicarbonate de soude, 3 à 4 cuillères à soupe de vinaigre blanc et 1 tasse d'eau chaude. Lavez votre table avec une éponge trempée dans cette solution et rincez.

Pour nettoyer le four

Saupoudrez environ 1 cuillère à soupe de bicarbonate de soude sur la surface de votre four et récurez à l'aide d'un chiffon légèrement humide. Vous pouvez le mélanger avec le gros sel de table pour avoir un pouvoir abrasif plus important. Laissez sécher pendant 1 ou 2 heures et essuyez avec un chiffon. Sachez que le four se nettoie plus facilement quand il est encore tiède. Ne tentez pas l'opération quand il est encore chaud, car vous risquez bien sûr de vous brûler.

Pour entretenir le four à micro-ondes

Dans votre four à micro-ondes, disposez une coupelle d'eau dans laquelle vous aurez dilué 1 cuillère à soupe de bicarbonate de soude. Faites chauffer pour produire de la vapeur à l'intérieur du four. Arrêtez le fonctionnement, enlevez la coupelle et essuyez les parois de votre four avec un chiffon absorbant sec. Les saletés partiront avec l'eau de la vapeur.

Pour nettoyer la plaque en vitrocéramique ou les plaques de cuisson

- Mettez l'équivalent d'1 cuillère à café de bicarbonate de soude sur un chiffon humide et nettoyez votre plaque en vitrocéramique ou vos plaques de cuisson. Rincez et essuyez. Le bicarbonate de soude ne raye pas la vitrocéramique ! Il neutralise en même temps les odeurs fortes et désagréables qui peuvent rester après la cuisson.

- Si vous avez des taches plus importantes ou des incrustations, faites une pâte avec le bicarbonate de soude (3 parts de bicarbonate de soude et 1 part d'eau), laissez agir toute la nuit et nettoyez le lendemain.

Pour la gazinière en inox

Pour dégraisser votre gazinière en inox, saupoudrez du bicarbonate de soude directement sur la surface. Laissez agir, nettoyez à l'aide d'une éponge humide, rincez et essuyez.

Contre les mauvaises odeurs du réfrigérateur ou du congélateur

- Pour enlever les mauvaises odeurs ou celles qui persistent (celle du melon ou du fromage, par exemple), placez une coupelle avec 3 à 4 cuillères à soupe de bicarbonate de soude dans votre réfrigérateur ou dans votre congélateur. Laissez agir 2 ou 3 jours. Jetez-le ensuite dans votre poubelle, il continuera son action encore un peu !

- À titre préventif, vous pouvez laisser tout le temps une coupelle avec du bicarbonate de soude dans votre réfrigérateur pour absorber toutes les odeurs. Remplacez le bicarbonate de soude tous les deux mois environ.

Dans le lave-vaisselle

Le bicarbonate de soude permet d'enlever les mauvaises odeurs qui peuvent apparaître si vous laissez votre vaisselle sale pour quelques jours dans la machine. Ajoutez alors une poignée de bicarbonate de soude sur votre vaisselle.

Pour nettoyer votre machine, ajouter environ 100 g de bicarbonate de soude au lavage à vide que vous faites périodiquement dans le cadre d'un entretien normal.

Pour la poubelle de cuisine

- Pour un nettoyage régulier de l'intérieur de la poubelle de cuisine, vous pouvez utiliser le bicarbonate de soude qui détruit aussi convenablement toutes les odeurs. Il suffit de saupoudrer 2 à 3 cuillères à soupe de bicarbonate de soude dans la poubelle et de laisser agir toute la nuit. Le lendemain vous rincez et essuyez.

- Pour prévenir la formation des mauvaises odeurs, mettez un peu de bicarbonate de soude entre le bas de votre poubelle et le sac-poubelle. Remplacez le bicarbonate de soude assez souvent.

Trucs et astuces

Pour cette utilisation, vous pouvez recycler le bicarbonate de soude que vous avez déjà utilisé pour enlever les mauvaises odeurs en dessous de votre évier, dans votre réfrigérateur, dans vos armoires…

Pour les casseroles un peu brûlées

Laissez tremper une nuit votre casserole brûlée dans de l'eau chaude avec un verre de bicarbonate de soude. Le lendemain, videz l'eau et mettez une couche de bicarbonate de soude sur les parties à nettoyer. Mouillez un tout petit peu avec de l'eau bien chaude et laissez encore agir pendant 20 à 30 minutes. Ensuite frottez bien avec une pâte de bicarbonate de soude (3 parts de poudre et 1 part d'eau) à l'aide d'un tampon à récurer et rincez.

Pour l'intérieur des casseroles oubliées sur le feu !

Si vous avez oublié votre casserole sur le feu, ne désespérez pas. Vous pouvez récupérer le brillant de votre matériel avec un peu de patience et un peu d'huile de coude. Remplissez votre casserole d'eau chaude dans laquelle vous diluez 2 à 3 cuillères à soupe de bicarbonate de soude. Mettez sur le feu, portez à ébullition et laissez bouillir pendant 5 à 10 minutes. Laissez refroidir, jetez l'eau et grattez votre casserole à l'aide d'un tampon à récurer sur lequel vous aurez mis une pâte de bicarbonate de soude (3 parts de poudre et 1 part d'eau). Frottez

Attention !

Le bicarbonate de soude ne convient pas aux casseroles en aluminium. Ce dernier noircit en contact avec ce produit.

énergiquement, rincez abondamment et lavez vos casseroles selon vos habitudes.

Pour avoir des casseroles et des poêles impeccables

Avant de mettre vos casseroles et vos poêles dans le lave-vaisselle, frottez-les avec une pâte de bicarbonate de soude (3 parts de poudre et 1 part d'eau) à l'aide d'une éponge. Mettez-les ensuite dans la machine et activer le lavage habituel. Elles ressortiront impeccablement propres.

Pour nettoyer la cafetière

Les amateurs de café savent qu'il ne faudrait jamais utiliser de savon pour nettoyer les mokas (cafetière italienne), car il donne un mauvais goût aux cafés qui vont suivre. Laver votre cafetière à l'aide du bicarbonate de soude se révèle donc être la solution idéale. Mettez un peu de bicarbonate de soude sur un chiffon et nettoyez comme s'il s'agissait d'un produit classique. Son pouvoir légèrement abrasif la nettoie en profondeur sans laisser ni goût ni odeur.

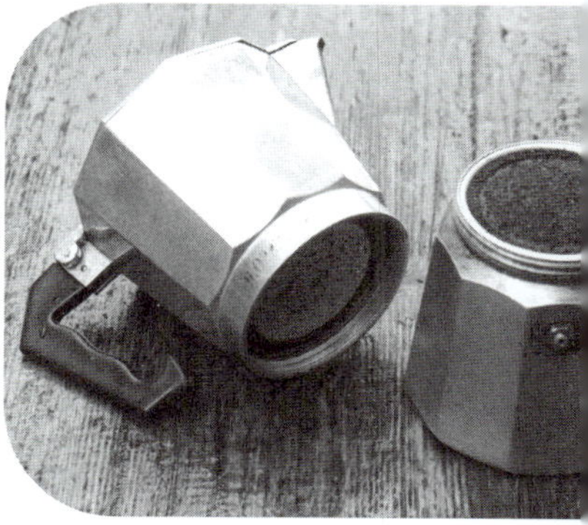

Pour le germoir

Si vous avez un germoir à la maison que vous utilisez pour faire pousser vos graines germées, sachez que vous pouvez le nettoyer régulièrement à l'aide du bicarbonate de soude. Qu'il soit en céramique ou en plastique, un germoir doit être toujours bien propre pour éviter la formation des moisissures. Le pouvoir légèrement abrasif de cette poudre permet un nettoyage en profondeur, sans l'utilisation de produits qui pourraient laisser de mauvaises odeurs ou un goût quelconque au germoir. Versez un peu de bicarbonate de soude sur les parties internes et externes de votre germoir, frottez à l'aide d'un chiffon humide et rincez le tout bien soigneusement.

Comme mesure d'hygiène, vous pouvez régulièrement laisser tremper les parties de votre germoir toute une nuit dans 1 litre d'eau dans laquelle vous aurez dilué 2 à 3 cuillères à soupe de bicarbonate de soude. Cette opération évite la formation de moisissures et le développement des germes.

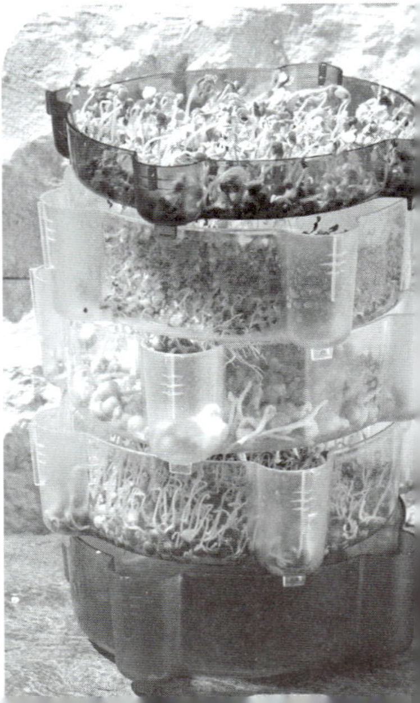

Pour faire briller les verres

Trucs et astuces

Ajoutez aussi le jus d'un citron dans l'eau de lavage.

Si vous souhaitez avoir des verres propres et qui brillent, sans la présence de taches de calcaire, remplissez-les d'abord d'eau chaude (mais pas bouillante). Ajoutez ensuite environ 1 cuillère à soupe de bicarbonate de soude. Nettoyez chaque verre à l'aide d'une éponge non abrasive. Rincez tous les verres à l'eau chaude, laissez-les égoutter un peu et essuyez-les avec un chiffon bien propre.

Pour faire la vaisselle à la main

Si vous faites votre vaisselle à la main, ajoutez environ 2 cuillères à soupe de bicarbonate de soude dans l'eau de lavage. Il augmente l'efficacité de votre produit de lavage habituel. De plus, le bicarbonate de soude aide à neutraliser les mauvaises odeurs.

Pour nettoyer le robot de cuisine

Si vous souhaitez éliminer les restes de nourriture de différents ustensiles de votre robot de cuisine, nettoyez-les avec le bicarbonate de soude après usage.

Dans le bol de votre appareil, mettez environ 1 litre d'eau bien chaude (la quantité d'eau dépend de la capacité de votre appareil) avec 2 cuillères à soupe de bicarbonate de soude. Fermez l'appareil et allumez-le en le laissant tourner pendant 30 secondes. Vous pourrez laver ensuite votre appareil et tous les ustensiles bien plus facilement et plus en profondeur.

Pour les bouteilles et les conteneurs en verre

Pour mieux nettoyer les bouteilles dans lesquelles vous stockez l'huile ou le vinaigre, versez de l'eau très chaude avec un peu de bicarbonate de soude (la quantité dépend du volume de la bouteille ; à titre indicatif, mettez 1 cuillère à café pour 1 litre d'eau). Fermez-les, secouez bien et laissez agir pendant une dizaine de minutes. Lavez ensuite normalement les bouteilles. Ce prélavage a pour but d'absorber les résidus d'huile et de vinaigre.

Trucs et astuces

Vous pouvez utiliser ce procédé pour tous vos bocaux en verre.

Pour les boîtes en plastique

Vous pouvez laver toutes les boîtes en plastique que vous utilisez pour conserver de la nourriture. Il suffit de mettre 3 parts de bicarbonate de soude et 1 part d'eau sur un chiffon et de bien frotter chaque boîte. Rincez soigneusement, puis essuyez.

Si les boîtes ont jauni ou si elles sont collantes, laissez-les tremper une nuit dans de l'eau chaude avec un verre de bicarbonate de soude et un verre de vinaigre blanc. Le lendemain, lavez-les normalement, comme indiqué ci-dessus.

Pour toutes les surfaces en contact avec les aliments

Pour laver toutes les surfaces qui sont souvent en contact avec les aliments, comme par exemple les planches à découper, limitez l'usage de détergents chimiques pouvant laisser un goût. Frottez-les plutôt régulièrement avec du bicarbonate de soude à l'aide d'une éponge légèrement humide et rincez-les soigneusement.

Contre les mauvaises odeurs du linge de cuisine

Pour éliminer les mauvaises odeurs de votre linge de cuisine provenant de certains aliments, laissez-les tremper pendant une nuit dans environ 1 litre d'eau chaude dans laquelle vous aurez dissous 3 à 4 cuillères à soupe de bicarbonate de soude. Rincez-les le lendemain et faites-les sécher.

Contre les mauvaises odeurs des gants en caoutchouc

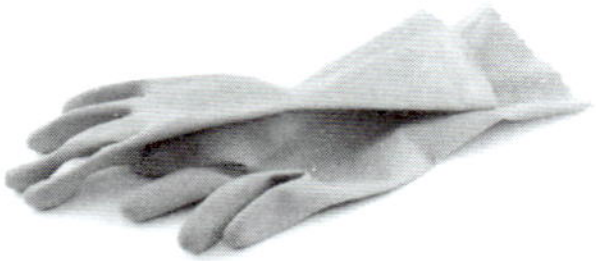

Vous l'avez sûrement déjà expérimenté, les gants en caoutchouc que vous utilisez pour faire la vaisselle ou le ménage prennent souvent une odeur peu agréable avec le temps. Pour y remédier, mettez un peu de bicarbonate de soude à l'intérieur (et à l'extérieur aussi, si vous le jugez nécessaire). Laissez le bicarbonate de soude agir pendant quelques heures. Videz ensuite l'intérieur des gants en les retournant pour bien enlever tout le bicarbonate de soude. Vos gants n'auront plus de mauvaises odeurs et vous pouvez continuer à les utiliser sans soucis. Répétez l'opération chaque fois que c'est nécessaire.

Pour l'entretien de la tuyauterie

Pour l'entretien de la tuyauterie de votre évier, utilisez un mélange composé d'1 cuillère à soupe de bicarbonate de soude diluée dans 10 cl de vinaigre blanc. Versez le tout dans votre évier et faites couler ensuite de l'eau bouillante. Répétez cette opération régulièrement.

Pour éteindre les tout petits incendies pouvant se déclarer à partir de la gazinière

Trucs et astuces

Pensez à garder aussi une boîte de bicarbonate de soude à vos côtés quand vous faites cuire vos viandes et vos légumes au barbecue. La poudre blanche vous sera utile si les flammes prennent trop d'ampleur.

Pour votre sécurité, gardez toujours une boîte de bicarbonate de soude à côté de votre gazinière. Un peu de graisse sur le feu suffit parfois à déclarer un petit incendie. En cas de besoin, n'hésitez pas à jeter du bicarbonate de soude sur les flammes. Il est capable de les éteindre.

Dans la salle de bains et les toilettes

Il faut toujours deux petites boîtes de bicarbonate de soude chez soi, une dans la cuisine et l'autre dans la salle de bains. La seconde vous servira pour nettoyer votre salle de bains ainsi que vos toilettes, mais aussi pour votre hygiène personnelle et votre beauté (voir chapitre « Pour votre hygiène personnelle, votre beauté et votre confort »).

Pour nettoyer le carrelage mural

Pour un entretien régulier du carrelage de votre salle de bains, frottez-le à l'aide d'un chiffon humide sur lequel vous aurez saupoudré du bicarbonate de soude. Rincez et essuyez-le.

Pour le carrelage de la salle de bains et des toilettes

Laissez dissoudre un ou deux verres de bicarbonate de soude dans un seau d'eau bouillante (la quantité de bicarbonate de soude dépend de la capacité de vos verres et de la quantité d'eau utilisée). Pour ne pas vous brûler, utilisez des gants. Lavez votre carrelage à l'aide d'une serpillière et rincez.

Pour nettoyer les lavabos, les bidets et les baignoires

Anti-calcaire

Nettoyez tous les éléments de votre salle de bains, y compris la robinetterie, avec une éponge sur laquelle vous aurez mis 3 parts de bicarbonate de soude et 1 part d'eau très chaude. Frottez bien, rincez et essuyez. Si cette opération est faite régulièrement, vous prévenez la formation des traces de calcaire.

Pour éliminer les traces de calcaire

- Si vous avez des traces de calcaire sur votre robinetterie ou sur votre lavabo, couvrez-les de bicarbonate de soude, mouillez-le un peu et laissez agir pendant quelques heures. Ensuite frottez vigoureusement avec une brosse pour faire partir le maximum de la tache. Rincez et essuyez. Répétez l'opération autant de fois que nécessaire.
- Pour un entretien régulier empêchant la formation du calcaire, saupoudrez votre robinetterie de bicarbonate de soude et frottez avec une éponge légèrement mouillée. Rincez et essuyez.

Pour la cabine de douche

- Frottez régulièrement les vitres de votre cabine de douche avec du bicarbonate de soude saupoudré sur une éponge humide. Rincez ensuite et essuyez.
- Vous pouvez nettoyer aussi de la même manière le carrelage et la robinetterie de votre douche.
- Si votre douche possède un rideau, rafraîchissez-le en saupoudrant du bicarbonate de soude sur le tissu. Frottez-le avec une brosse humide et rincez.

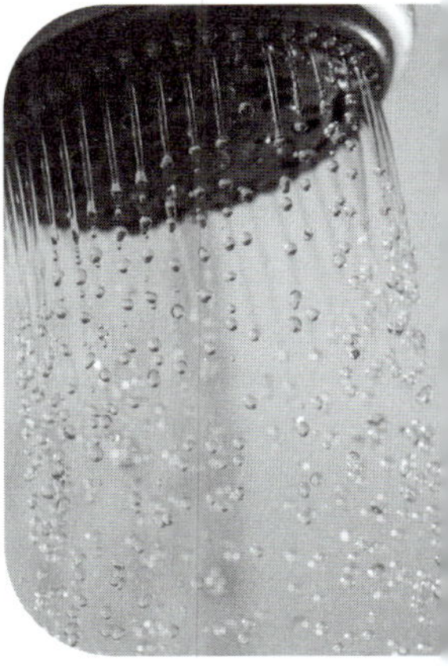

Pour le tapis de douche

Si vous souhaitez éliminer les traces de moisissure qu'on retrouve souvent sur le tapis que l'on met dans la douche pour ne pas glisser, saupoudrez-le de bicarbonate de soude. Laissez agir pendant une trentaine de minutes et frottez à l'aide d'une brosse humide. Ensuite, rincez-le bien.

Pour nettoyer les brosses à cheveux, les peignes et tout le nécessaire de beauté

Les brosses, les peignes, les bigoudis, les pinceaux, les éponges et tout ce que vous utilisez pour votre beauté deviennent à la longue un lieu de prolifération de bactéries. Vous pouvez régulièrement les nettoyer à l'aide du bicarbonate de soude, car il remplace efficacement un grand nombre de produits qui coûtent bien plus chers !

Anti-bactérien

↗ **Mode d'emploi :** *au préalable, retirez les cheveux qui peuvent rester accrochés à votre brosse, à votre peigne, à vos bigoudis. Diluez 2 à 4 cuillères à soupe de bicarbonate de soude dans de l'eau bien chaude. Immergez le matériel que vous souhaitez nettoyer dans cette solution. Laissez agir toute la nuit. Le lendemain, rincez soigneusement votre nécessaire de beauté et laissez sécher.*

Pour nettoyer la cuvette des W.-C.

Vous pouvez nettoyer la cuvette de vos W.-C. avec du bicarbonate de soude, utilisé seul pour un entretien normal et régulier. Si le manque de propreté est plus important, vous pouvez ajouter du vinaigre blanc ou du jus de citron. Mélangez les produits et appliquez-les. Laissez agir pendant toute une nuit pour un nettoyage en profondeur et ensuite frottez bien, en ajoutant du bicarbonate de soude si besoin.

Dans la chambre à coucher

Pour raviver et désodoriser la moquette

Avant de passer l'aspirateur, saupoudrez votre moquette de bicarbonate de soude. Laissez agir pendant une heure et puis aspirez-le.

Trucs et astuces

Si vous voulez laisser une odeur agréable, mélangez quelques gouttes d'huiles essentielles de lavande, de bergamote ou d'ylang-ylang au bicarbonate de soude avant de le saupoudrer.

De plus, ces huiles essentielles ont un pouvoir relaxant !

Sur les matelas

Pour combattre la prolifération des acariens, aérez toujours vos chambres et changez régulièrement vos draps. Procédez aussi à une opération de nettoyage environ une fois par mois : saupoudrez du bicarbonate de soude sur les matelas, laissez agir et ensuite aspirez.

Sur les descentes de lit

Pour désodoriser vos descentes de lit et limiter la prolifération des acariens, saupoudrez-les avec du bicarbonate de soude, laissez agir et passez l'aspirateur ou secouez-les énergiquement.

Dans la chambre des enfants

Pour nettoyer les jouets

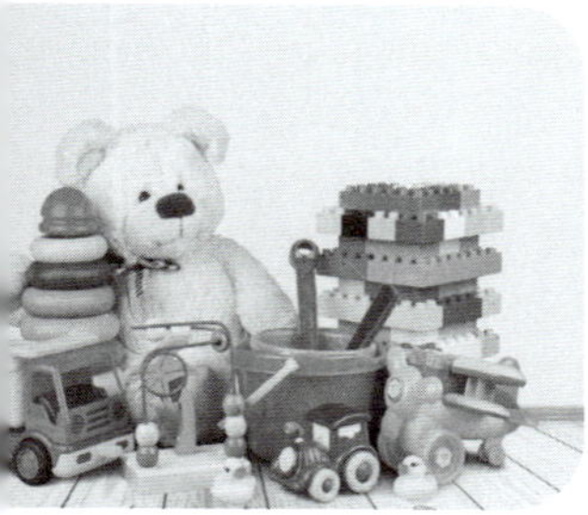

Frottez les jouets de vos enfants avec un linge humide sur lequel vous aurez mis du bicarbonate de soude. Rincez-les et essuyez-les. Ils seront ainsi propres sans avoir été en contact avec des produits chimiques pouvant être toxiques.

Pour les matelas

Saupoudrez du bicarbonate de soude sur les matelas de vos enfants. Laissez agir une trentaine de minutes et passez l'aspirateur. Le bicarbonate de soude enlève toutes les odeurs et protège contre la prolifération des acariens.

Après les « petits accidents » dans le lit

Pour réparer les petits accidents du pipi au lit, saupoudrez les parties mouillées des draps avec du bicarbonate de soude. Ce geste vous permettra de neutraliser l'acidité de l'urine et d'en éliminer l'odeur. Lavez ensuite normalement les draps.

Saupoudrez aussi toujours avec du bicarbonate de soude la partie mouillée du matelas et laissez agir pendant quelques heures. Passez ensuite l'aspirateur sur le matelas.

Pour le lit de bébé

Pour un entretien régulier, lavez les barreaux du lit ou le berceau avec une éponge humide et un peu de bicarbonate de soude. Rincez bien et essuyez.

Pour tout le matériel de bébé

Lavez toutes les parties lavables de la table à langer, mais aussi de la chaise haute, de la poussette, du parc et du siège auto avec une éponge humide sur laquelle vous aurez mis du bicarbonate de soude. Frottez bien, rincez et essuyez.

Pour les bureaux des étudiants

Si vous avez besoin de nettoyer les bureaux sur lesquels vos enfants prennent plaisir à écrire de petits mots avec leurs crayons, utilisez une éponge humide sur laquelle vous aurez saupoudré du bicarbonate de soude. Frottez autant que nécessaire, rincez et essuyez. Avant de pratiquer ce type de nettoyage, assurez-vous que la surface du bureau soit lavable en faisant un petit essai dans un coin non visible du bureau.

Dans le salon

Sur les tapis

Pour enlever les mauvaises odeurs des tapis du salon ou pour les « rafraîchir », saupoudrez-les de bicarbonate de soude, laissez agir pendant une trentaine de minutes et passez l'aspirateur.

Sur le canapé et les fauteuils

Vous pouvez nettoyer votre canapé et vos fauteuils selon vos habitudes ou les consignes du constructeur. Par la suite, saupoudrez-les avec du bicarbonate de soude, laissez agir une trentaine de minutes environ et brossez. Le bicarbonate de soude permet de raviver les couleurs des tissus.

Selon la matière de votre canapé, vous pouvez aussi dissoudre du bicarbonate de soude dans de l'eau tiède, le nettoyer avec cette solution et rincer.

Bon à savoir

Avant de nettoyer la totalité de votre canapé avec du bicarbonate de soude, testez d'abord dans un coin pour voir la réaction des couleurs et du tissu. S'il n'y a pas d'altération, alors continuez.

En général...

Pour polir l'argenterie, le cuivre ou autres métaux

Bon à savoir

Ne mettez pas de bicarbonate de soude sur de l'aluminium : votre objet va noircir.

Pour faire briller l'argenterie, les objets argentés, en cuivre et en chrome, mélangez du sel et du bicarbonate de soude avec un peu d'eau. À l'aide d'une éponge, frottez l'argenterie ou les objets avec ce mélange pour les faire briller. Répétez l'opération autant de fois que vous en avez besoin. Vous pouvez utiliser cette méthode pour polir tous les objets en métal inoxydable.

Pour nettoyer les portes de la maison et celles des placards

Saupoudrez un peu de bicarbonate de soude sur un chiffon microfibre humide. Passez le chiffon pour enlever les traces des doigts sur la peinture des portes de votre maison et sur celles de vos placards.

Pour conserver les fleurs dans un vase

Mettez une pincée de bicarbonate de soude dans l'eau du vase dans lequel il y a vos fleurs coupées. Cette astuce permet de conserver vos bouquets bien plus longtemps.

Dans les cendriers

Mettez un peu de bicarbonate de soude dans les cendriers pour éliminer les mauvaises odeurs de tabac. Changez le bicarbonate chaque fois que vous videz les cendriers.

Dans la machine à laver le linge

- Le bicarbonate de soude permet d'améliorer l'efficacité de la lessive liquide que vous mettez dans votre machine à laver le linge. Par son action, il augmente en effet la répulsion entre la saleté et les fibres des tissus.
- De plus, il favorise l'élimination des odeurs du linge. Son action est efficace, car il les élimine véritablement sans juste les couvrir avec des parfums.
- Si vous souhaitez agir encore plus efficacement contre les odeurs persistantes,

Attention !

Si vous lavez des vêtements très délicats, comme ceux en soie et en laine, utilisez toujours des produits spécifiques. Le bicarbonate de soude ne convient pas à la laine et à la soie.

ajoutez 1 cuillère à soupe de bicarbonate de soude aussi dans l'eau de rinçage.

- Si les odeurs sont véritablement tenaces, saupoudrez votre linge avec du bicarbonate de soude avant le lavage, laissez agir une nuit et effectuez votre lavage habituel à la machine.

LE PETIT PLUS

Pour donner un bon parfum à votre linge, ajoutez quelques gouttes d'huiles essentielles de lavande, de citron, d'orange... à l'eau du lavage ou de rinçage.

Pour l'entretien de la machine à laver le linge

Une utilisation régulière de bicarbonate de soude contraste l'accumulation du calcaire sur les parois et la tuyauterie de votre machine à laver. Pour un entretien régulier, ajoutez 1 cuillère à soupe de bicarbonate de soude à chaque lavage ou dans l'eau de chaque rinçage. Toujours dans le but d'un entretien préventif de votre machine, il est aussi conseillé d'effectuer un lavage à vide une fois par mois, dans lequel vous ajouterez juste une tasse de bicarbonate de soude.

Dans l'armoire à chaussures

Pour neutraliser les mauvaises odeurs de votre armoire à chaussures, placez à l'intérieur une petite coupelle remplie de bicarbonate de soude ou directement la boîte de bicarbonate de soude ouverte. Renouvelez la poudre tous les trois mois environ.

Un produit d'entretien doux pour tous les usages

Nettoyant toutes surfaces et insecticide

Si vous voulez faire un produit nettoyant pour tous les usages, diluez dans 1 litre d'eau 4 à 5 cuillères à soupe de bicarbonate de soude. Mélangez bien et utilisez-le pour toutes les surfaces lavables.

Pour éloigner les fourmis envahissantes

Si vous constatez un passage régulier de ces petites bêtes noires dans votre habitation, ne tardez pas à passer à l'action. Avant tout, lavez soigneusement votre sol. Laissez sécher, ensuite versez du bicarbonate de soude tout le long du parcours que vos petits hôtes empruntent pour arriver à ce qui les intéresse chez vous. N'oubliez pas d'en mettre aussi près des murs, le long de la porte d'entrée et sur tous les petits passages pour bien délimiter votre frontière et ne pas leur permettre de passer au-delà.

Contre les odeurs du garage et de la cave

Pour enlever les mauvaises odeurs de votre garage et/ou de votre cave, laissez une coupelle de bicarbonate de soude pour qu'il absorbe les odeurs. Changez le contenu régulièrement, selon le temps de réapparition des odeurs.

chapitre 4

Le bicarbonate de soude dans le jardin et sur le balcon

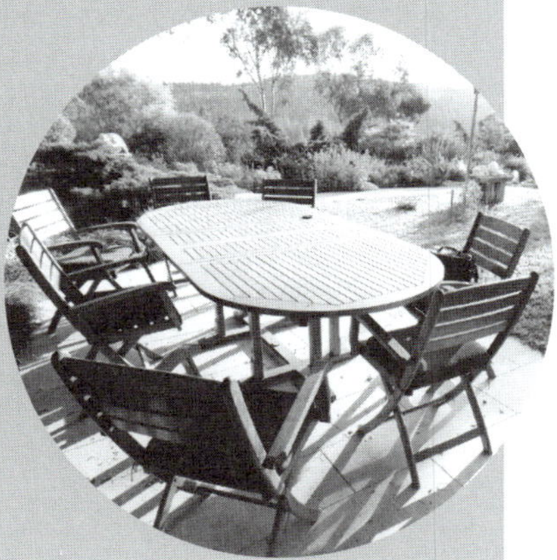

Pour retrouver chaque été le plaisir d'un jardin ou d'un blacon agréable à vivre, le bicarbonate de soude est un allié indispensable en garantissant la protection des plantes et des fleurs, ainsi que le bon état des accessoires.

Un fongicide pour les plantes

Pour éliminer les champignons de votre rosier ou d'autres plantes malades, vous pouvez fabriquer un fongicide peu cher et bien efficace. Faites une solution composée d'environ 5 litres d'eau et de 2 petites cuillères à soupe de bicarbonate de soude, et vaporisez-la sur vos plantes aux premières apparitions de la maladie. Répétez l'opération une fois par semaine et après chaque pluie. Pour prolonger le temps d'action du bicarbonate de soude qui va être enlevé par la pluie, certains conseillent d'ajouter un peu de savon doux à vaisselle (environ 2 cuillères à soupe). Le bicarbonate de soude s'est montré particulièrement efficace contre le mildiou de la rose, des courges, des citrouilles, des concombres, des potimarrons, ainsi que contre les moisissures grises.

Fongicide

Pour protéger les fleurs contre les parasites

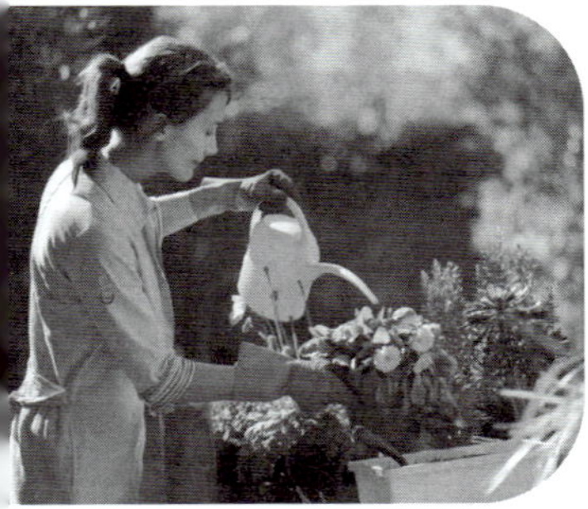

Mélangez 1 cuillère à café de bicarbonate de soude et 3 cuillères à soupe d'huile d'olive. Versez 6 cuillères à café de ce mélange dans environ 1 litre d'eau et vaporisez cette solution sur les plantes et sur les fleurs. Traitez régulièrement environ deux fois par mois pour les protéger contre les parasites.

Pour nettoyer les meubles du jardin

Nettoyez régulièrement les meubles de votre jardin ou de votre patio avec une solution composée d'1 litre d'eau chaude, d'un peu de liquide à vaisselle et d'1 cuillère à soupe de bicarbonate de soude. Rincez et essuyez-les.

Sur les coussins

Quand vous ressortez les coussins de vos chaises longues du garage après le stockage de l'hiver, saupoudrez-les avec du bicarbonate de soude pour enlever les mauvaises odeurs du moisi. Laissez agir plusieurs heures, puis passez l'aspirateur. Répétez plusieurs fois l'opération si nécessaire.

Contre les mauvaises herbes des chemins

Si vous avez un chemin en dalles, versez du bicarbonate de soude entre les pierres pour ralentir la poussée de l'herbe. Vous pouvez utiliser la même astuce sur votre terrasse si l'herbe a tendance à vous envahir.

Pour retirer une tache d'huile sur le béton

Pour faire disparaître une tache d'huile sur le béton, humidifiez-la et recouvrez-la de bicarbonate de soude. Laissez agir quelques heures et frottez énergiquement avec une brosse. Rincez et répétez l'opération si la tache n'a pas complètement disparu.

Pour nettoyer les ustensiles du barbecue

Si, après utilisation, vos ustensiles de barbecue sont particulièrement sales avec des graisses brûlées bien accrochées, laissez-les tremper toute une nuit dans 1 litre d'eau dans laquelle vous aurez dilué 3 à 4 cuillères à soupe de bicarbonate de soude. Nettoyez-les ensuite avec une éponge humide sur laquelle vous aurez mis une bonne quantité de bicarbonate de soude qui vous permettra de bien gratter. Frottez, rincez et essuyez-les.

Pour nettoyer les traces de moisissure sur un crépi

Faites une pâte avec 3 parts de bicarbonate de soude et 1 part d'eau. Appliquez-la sur les traces un peu noires et frottez énergiquement avec une brosse à poils durs.

Dans l'eau de la piscine

Si vous avez la chance de posséder une piscine et que vous souhaitez avoir une eau bien limpide, et garder un pH légèrement alcalin, utilisez du bicarbonate de soude. Il suffit de l'ajouter aux autres produits que vous utilisez habituellement.

chapitre 5

Le bicarbonate de soude pour la voiture

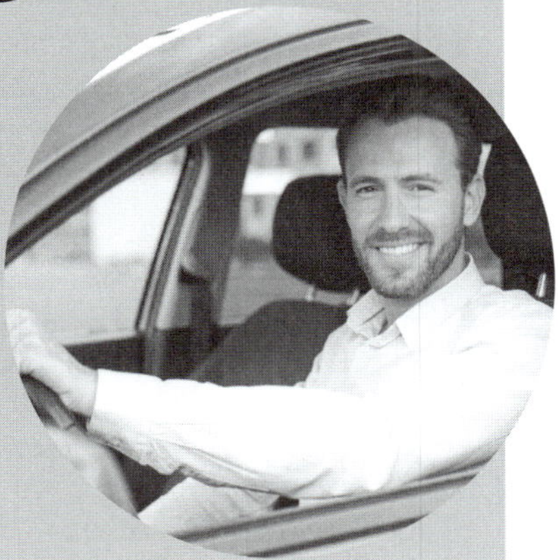

Fini les odeurs de tabac sur les fauteuils, adieu les traces de sève collantes sur la carrosserie ! Pour un entretien impeccable de la voiture à l'intérieur comme à l'extérieur, rien de tel que le bicarbonate de soude en utilisation régulière !

Pensez à garder une petite boîte de bicarbonate de soude dans votre voiture. Il pourra vous être utile à plusieurs reprises !

Contre l'odeur du tabac

Si vous avez l'habitude de fumer dans votre voiture ou si vous avez conduit quelqu'un qui a fumé, vous pouvez éliminer la pénible odeur du tabac froid. Saupoudrez du bicarbonate de soude dans le cendrier de votre voiture. Laissez-le agir plusieurs heures et jetez-le. L'odeur devrait commencer à s'estomper au bout d'une demi-heure. Si une seule opération ne suffit pas, alors répétez-la autant de fois que besoin.

Désodorise

Pour nettoyer les traces de sève sur la carrosserie de la voiture

Si vous avez des gouttes de sève sur la carrosserie après avoir garé votre voiture sous un arbre, mettez du bicarbonate de soude sur une éponge légèrement mouillée et frottez sur les traces. Rincez et essuyez.

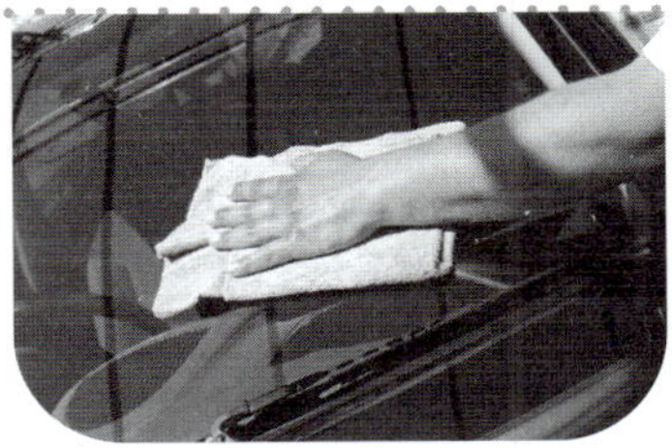

Pour entretenir la voiture

Vous pouvez laver régulièrement le pare-brise et les phares de votre voiture à l'aide d'une éponge humide sur laquelle vous aurez saupoudré du bicarbonate de soude. Ensuite rincez et essuyez. Grâce au léger pouvoir abrasif du bicarbonate de soude, vous enlevez toutes les traces et les saletés sans faire d'égratignures.

Pour nettoyer les bornes de la batterie

Pour prolonger l'efficacité de la batterie de votre voiture, nettoyez-la régulièrement avec une pâte de bicarbonate de soude (3 parts de bicarbonate de soude et 1 part d'eau). Frottez bien les bornes, rincez et essuyez-les. Certaines personnes terminent l'opération en ajoutant un peu de vaseline sur les bornes.

Nettoie parfaitement

Pour nettoyer les tapis de la voiture

Sortez les tapis du véhicule. Versez du bicarbonate de soude et brossez-les énergiquement avec une brosse un peu humide. Rincez-les bien et laissez sécher. Si les taches persistent, répétez l'opération.

Pour enlever les mauvaises odeurs des tapis de la voiture

Vous respectez les mêmes consignes indiquées pour le nettoyage des tapis, mais vous laissez agir le bicarbonate de soude pendant une heure avant de brosser les tapis.

chapitre 6

Le bicarbonate de soude pour les animaux de compagnie

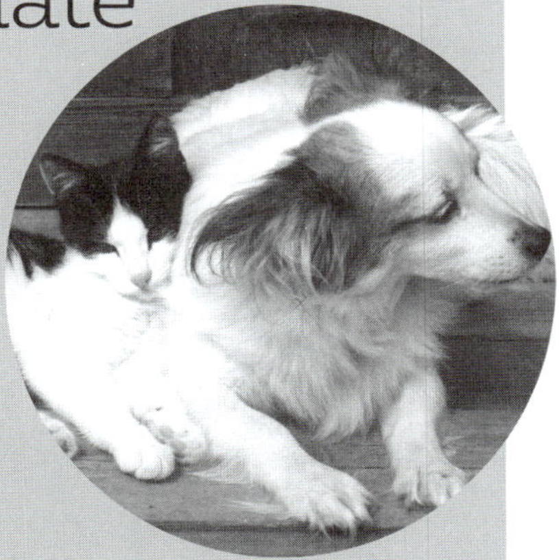

Nos amis à quatre pattes peuvent également bénéficier des bienfaits du bicarbonate de soude, qui fera partir les odeurs fortes, fera briller leur poil et les protégera des divers parasites.

Pour « parfumer » votre animal de compagnie

Si votre petit compagnon à quatre pattes sent mauvais, saupoudrez du bicarbonate de soude sur son poil. Faites pénétrer la poudre dans le poil de votre chien ou de votre chat. Brossez-le ensuite soigneusement. Il ne dégagera pas de mauvaise odeur pour un certain temps.

Pour l'haleine du chien

Parfume l'haleine et les poils

Si votre chien a une mauvaise haleine, vous pouvez lui brosser les dents avec du bicarbonate de soude que vous mettez directement sur une brosse humide. Rincez ensuite.

Dans le bain de votre chien

Pour rafraîchir et faire briller le poil de votre chien, ajoutez environ 2 à 3 cuillères à soupe de bicarbonate de soude par litre d'eau dans son bain. Lavez-le et rincez-le soigneusement.

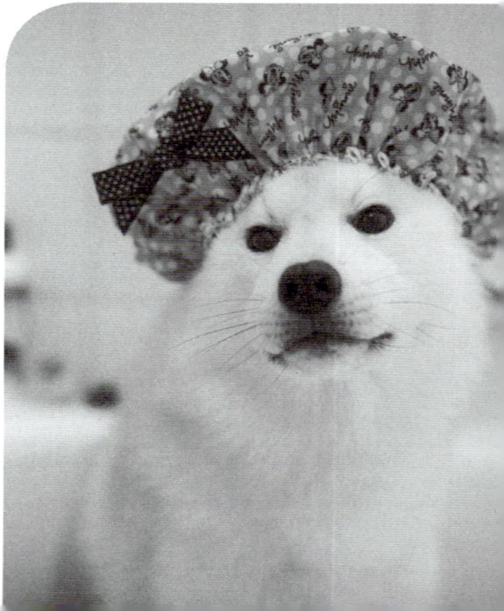

Pour la litière des chats, des oiseaux et des petits rongeurs

Mettez un peu de bicarbonate de soude au fond de la litière de votre animal, en plus de ce que vous mettez normalement. Cela vous permettra d'enlever les mauvaises odeurs.

Nettoie et désodorise

Pour nettoyer les cages des petits animaux de compagnie

- Lavez régulièrement la cage de votre animal de compagnie avec du bicarbonate de soude saupoudré sur une éponge humide. Rincez-la et laissez sécher.
- Versez régulièrement deux fois par semaine du bicarbonate de soude dans la cage des animaux qui vivent tout le temps en cage, comme le lapin, les petites souris, le cochon d'inde ou les oiseaux. Laissez agir le bicarbonate de soude pendant au moins une heure, puis aspirez-le avant de remettre l'animal dans la cage. Cela vous permettra d'éviter les mauvaises odeurs ou de les atténuer.

Pour nettoyer les jouets de vos animaux

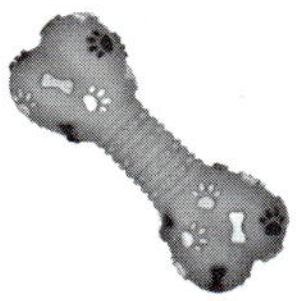

Nettoyez régulièrement les jouets de votre animal, en les laissant tremper une nuit dans 1 litre d'eau chaude avec 4 cuillères à soupe de bicarbonate de soude. Le lendemain, frottez-les avec un chiffon et rincez-les.

Contre les odeurs d'urine dans la maison

Pour enlever l'odeur d'un petit pipi de votre animal de compagnie sur un tapis ou sur la moquette, nettoyez-les tout de suite. Versez ensuite du bicarbonate de soude et laissez-le agir environ une heure. Passez ensuite l'aspirateur.

Contre les puces de votre chien ou de votre chat

Sachez que les puces n'aiment pas le côté alcalin du bicarbonate de soude. Si vous en découvrez donc chez votre petit compagnon à quatre pattes, ne tardez pas à vous en occuper. Saupoudrez le poil de l'animal avec du bicarbonate de soude. Massez-le bien pour qu'il pénètre un peu partout et laissez agir pendant plusieurs heures. Faites-lui prendre ensuite un bain. Cette opération vous permet de vous débarrasser d'un grand nombre de puces. Répétez-la si nécessaire.

Anti-parasitaire

chapitre 7

Le bicarbonate de soude pour faire la cuisine

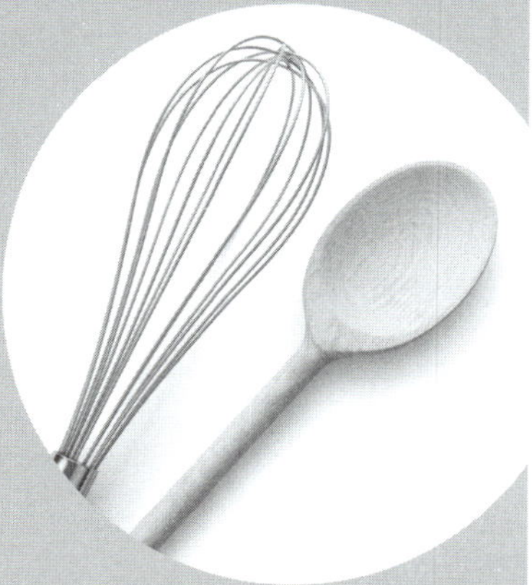

Avec le bicarbonate de soude, on peut nettoyer les légumes et les fruits, mais on peut également l'intégrer dans nos recettes ! Neutralisant l'acidité, il favorise une bonne digestion et il est très efficace comme levure pour réussir les pâtisseries, ou encore pour créer des sodas à partir de jus de fruits !

Il n'y a pas de quoi faire bondir un chef de cuisine, si l'on dit qu'on utilise du bicarbonate de soude pour la préparation de nos plats préférés !

Le bicarbonate de soude ne fait bien évidemment pas partie des principaux ingrédients de nos bonnes recettes, mais il est à la base de mille astuces qui nous permettent de gagner du temps, de manger plus sainement, de mieux digérer et d'avoir une meilleure texture dans certaines préparations. De plus, il permet de mieux nettoyer les fruits et les légumes, il aide à cuire certains aliments, il en attendrit d'autres et, surtout, tous les Américains le savent, il fait lever les pâtes.

Encore une fois, notre petite poudre blanche sert à plusieurs choses et permet un grand nombre d'astuces pour bien faire la cuisine, à condition bien sûr de choisir aussi des ingrédients de qualité !

Pour laver les fruits et les légumes

Lorsque vous lavez vos légumes et vos fruits, mettez-les à tremper dans une quantité abondante d'eau dans laquelle vous aurez dilué une bonne cuillère à soupe de bicarbonate de soude. Laissez vos légumes ou vos fruits dans l'eau pendant 20 à 30 minutes. Cette opération permet de mieux les nettoyer et d'éliminer une partie des pesticides et des conservateurs présents à la surface des légumes et des fruits.

Pour nettoyer les zestes des agrumes

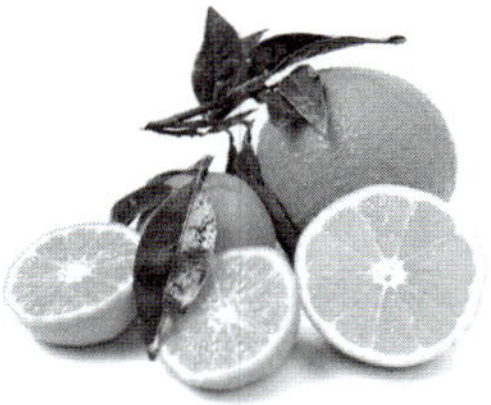

Les zestes des citrons, des oranges et des autres agrumes peuvent se faire sécher, s'utiliser pour faire des gâteaux, aromatiser des tisanes, des crèmes, des confitures... Après les avoir prélevés à l'aide d'un couteau ou d'un épluchelégumes, nettoyez-les en profondeur en les lavant dans de l'eau dans laquelle vous aurez ajouté 1 cuillère à soupe de bicarbonate de soude.

Pour nettoyer les fruits et les légumes

Toujours dans le souci d'éliminer les pesticides et/ou les conservateurs présents sur la surface des fruits et des légumes, voici comment procéder. Saupoudrez une bonne quantité de bicarbonate de soude sur vos mains humides. Prenez un fruit ou un légume dans vos mains, et frottez-le soigneusement partout. Vous doserez la quantité de poudre en fonction de la fragilité de la peau du végétal. Plus la peau sera résistante plus vous augmenterez la quantité de bicarbonate de soude dans vos mains. Les produits chimiques à la surface des végétaux seront ainsi en partie neutralisés. Rincez abondamment et soigneusement les fruits et les légumes avant de les manger ou de les cuisiner.

Pour garder la couleur des légumes verts

Si vous souhaitez que vos légumes verts gardent leur belle couleur vive quand vous les cuisinez, ajoutez une pincée de bicarbonate de soude dans l'eau de cuisson. Faites cuire selon vos habitudes, mais ne cuisez jamais trop, les légumes croquants sont bien meilleurs !

Pour cuire plus rapidement les légumineuses

Les experts du timing disent que le fait d'ajouter une pincée de bicarbonate de soude dans l'eau de cuisson des légumineuses permet de diminuer leur temps de cuisson, tout en préservant au maximum leurs qualités nutritives et gustatives. Ainsi, cette astuce permet de réduire de 30 à 50 % le temps de la cuisson des pois chiches, des lentilles, des haricots blancs et rouges… De plus, vos légumineuses garderont leur belle couleur d'origine.

Pour faire lever les gâteaux, les muffins et les viennoiseries

Pour faire lever la pâte de vos gâteaux, muffins ou viennoiseries, il suffit de remplacer le sachet de levure chimique par le bicarbonate de soude. Il faut juste mélanger soigneusement 1 cuillerée à café de ce produit dans environ 500 g de farine.

C'est en contact avec un liquide ou bien quand il est porté à une température dépassant 70 °C, que le bicarbonate de soude produit du gaz carbonique. Ce dernier, avant de sortir naturellement, fait gonfler la protéine de la farine, le gluten, qui est élastique. Par conséquent, il permet à la pâte de gonfler pour nous donner des gâteaux bien souples.

LE PETIT PLUS

Le bicarbonate de soude coûte bien moins cher que la levure chimique vendue en sachets et il produit le même effet !

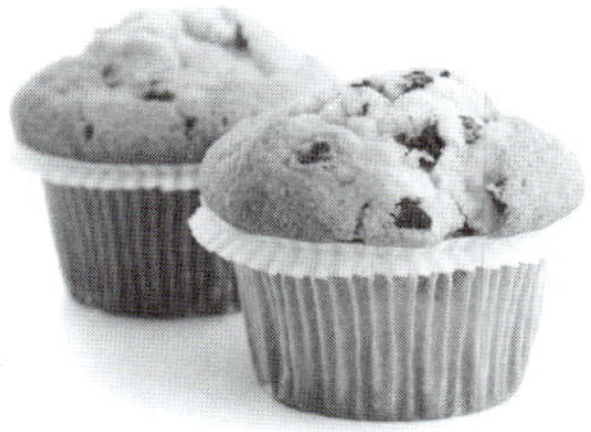

Pour mieux digérer les gâteaux et les biscuits

Le bicarbonate de soude aurait la capacité de rendre les gâteaux et les biscuits faits maison plus digestes, plus légers et bien moelleux (toujours le même dosage : 1 cuillère à café pour 500 g de farine).

Pour améliorer l'aspect des gâteaux au chocolat

Si vous souhaitez donner un aspect plus foncé à votre gâteau au chocolat, pensez à ajouter 1 cuillère à café de bicarbonate de soude à la farine avant de la mélanger aux autres ingrédients. Après la cuisson, votre gâteau semblera plus « chocolaté ».

Pour réussir un glaçage

Pour que le glaçage de votre gâteau reste bien souple, afin de vous permettre de l'étaler facilement et d'éviter qu'il ne se casse, ajoutez à votre préparation une toute petite cuillère à café de bicarbonate de soude. Vous pourrez ainsi étaler votre glaçage sans problème.

Pour enlever les odeurs de cuisson de certains aliments

Pour éviter de diffuser les odeurs que vous n'aimez pas (comme par exemple celui du chou-fleur) dans tout l'appartement pendant la cuisson des aliments, il suffit d'ajouter 1 cuillère à café dans l'eau. Les odeurs se feront bien plus discrètes…

Pour réussir une sauce tomate

Si votre estomac ne tolère pas les aliments acides, vous pouvez rectifier l'acidité typique d'une sauce tomate. Il suffit d'ajouter une pincée de bicarbonate de soude dans les tomates pendant la cuisson.

Trucs et astuces

Certaines personnes ajoutent du sucre à la sauce tomate pour rectifier l'acidité. En effet, le sucre masque tout simplement le goût acide, tandis que le bicarbonate de soude rectifie véritablement un pH trop acide.

Pour mieux faire monter les blancs en neige

Ajoutez une pincée de bicarbonate de soude dans le blanc des œufs avant de les battre en neige : ils monteront plus facilement et seront plus fermes. Le bicarbonate de soude ne remplace aucun autre ingrédient de votre recette.

Pour rendre les omelettes plus moelleuses

Ajoutez l'équivalent d'une petite pincée de bicarbonate de soude pour deux œufs, que vous allez battre vigoureusement. Une fois cuite, votre omelette sera plus souple.

Pour rendre les jus de fruits gazeux

Pour rendre pétillants les jus de fruits que vous achetez dans le commerce, ajoutez une pincée de bicarbonate de soude dans votre verre. L'effet effervescent est garanti.

Dans les jus d'agrumes

Voulez-vous vous régaler avec des boissons à base de jus d'agrumes un peu pétillantes, désaltérantes et qui conservent leurs propriétés nutritives, tout en enlevant l'acidité qui peut déranger votre estomac ? Ajoutez une pincée (ou plus selon vos besoins et vos goûts) de bicarbonate de soude dans vos jus d'orange, de pamplemousse ou de n'importe quel agrume. Le bicarbonate de soude enlève l'acidité et rend le jus un peu pétillant.

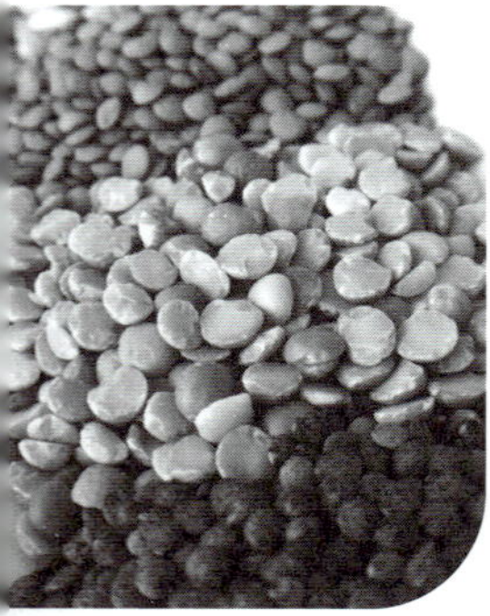

Pour diminuer les gaz intestinaux provoqués par les légumes secs

Pour éliminer ou réduire (nous ne réagissons pas tous de la même manière aux mêmes expériences !) les gaz qui peuvent se former dans votre intestin lors de la digestion des légumes secs, en particulier des haricots secs, il suffit de mettre une pincée de bicarbonate de soude dans leur eau de cuisson.

Pour rendre les pois chiches plus digestes

Si vous ajoutez une petite cuillère à café de bicarbonate de soude dans l'eau de cuisson, vos pois chiches seront plus digestes et bien plus moelleux.

Dans les confitures faites maison

Vous pouvez facilement réduire l'acidité de certaines confitures, gelées ou marmelades que vous cuisinez. Il suffit d'ajouter et de bien mélanger une pincée de bicarbonate de soude dans votre préparation, juste après la cuisson.

Sur les fruits particulièrement acides

Si votre estomac a du mal à digérer les fruits acides (comme les pamplemousses, ananas, oranges, clémentines...), vous pouvez en réduire l'acidité. Après les avoir épluchés et coupés en morceaux, saupoudrez-les d'une toute petite quantité de bicarbonate de soude. N'en mettez pas trop car le bicarbonate de soude est légèrement salé.

Contre l'acidité de la rhubarbe

Avant de cuisiner la rhubarbe pour faire des tartes, de la confiture ou un coulis, laissez-la tremper dans un peu d'eau froide dans laquelle vous aurez dilué 1 cuillère à soupe de bicarbonate de soude. Égouttez la rhubarbe et rincez-la. Cette opération aura enlevé une grande partie de son acidité. De plus, vous aurez besoin d'ajouter moins de sucre dans votre recette !

Pour attendrir la viande

1 • Pour rendre votre viande bouillie ou braisée plus tendre, il suffit d'ajouter une pincée de bicarbonate de soude dans l'eau ou dans le jus de cuisson.

2 • Pour attendrir votre morceau de viande, frottez-le avec du bicarbonate de soude. Laissez-le reposer pendant environ 2 heures, puis faites-le cuire selon votre recette. La viande sera bien moelleuse et le goût n'en sera pas altéré par le bicarbonate de soude. Et si dans le morceau, il y a des os, la chair s'en détachera bien plus facilement.

3 • La même opération peut se faire pour attendrir le poulet ou la volaille de la ferme. Frottez l'animal avec du bicarbonate de soude et laissez agir plusieurs heures, voire une nuit entière. Rincez-le avant de le cuisiner.

Pour atténuer l'odeur du gibier

Le gibier ne se mange pas tout de suite après l'avoir chassé, car la viande doit se faisander. Pendant ce temps, pour réduire l'odeur forte du gibier, saupoudrez-le de bicarbonate de soude, surtout dans ses cavités. Rincez-le ensuite et cuisinez-le.

Si malgré l'opération, la viande conserve encore une odeur forte, vous pouvez la laisser tremper une nuit entière dans de l'eau froide dans laquelle vous aurez dilué 1 cuillère de poudre. Pendant ce temps, mettez le tout dans votre réfrigérateur. Cette opération permet aussi d'éliminer ou d'atténuer le goût trop fort et terreux que certaines personnes ne supportent pas dans le gibier.

Pour plumer la volaille

Si vous avez la chance de pouvoir vous approvisionner directement à la ferme ou si votre ami chasseur vous fait cadeau d'une partie de sa chasse, vous connaissez le problème de devoir plumer un poulet ou une volaille. Pour faciliter votre tâche, faites tremper la viande dans de l'eau bouillante dans laquelle vous aurez dilué 1 cuillère à café de bicarbonate de soude. Les plumes de l'animal se détacheront bien plus facilement.

Pour faire mieux cuire les choux-fleurs et les autres choux

Mettez une petite cuillère à soupe de bicarbonate de soude dans l'eau de cuisson de vos choux-fleurs. Ils seront plus tendres, tout en restant fermes, et se digéreront mieux. Vous éviterez

Attention !

Évitez de mettre du bicarbonate de soude dans la cuisson du chou rouge, car il changerait de couleur et deviendrait un peu verdâtre !

aussi le problème de formation des gaz intestinaux auxquels certains intestins sont sensibles. Vous pouvez adopter la même astuce pour la cuisson de toutes les autres variétés de choux.

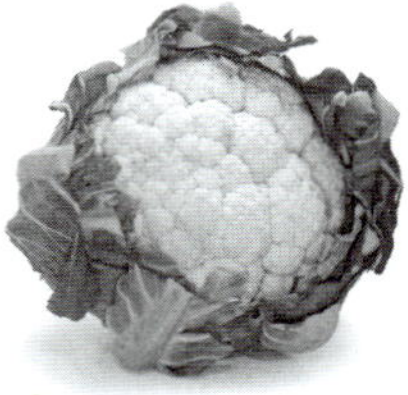

Dans la purée

Pour réussir particulièrement bien votre purée, faites cuire vos pommes de terre, écrasez-les, ajoutez le lait chaud, éventuellement du beurre ou plutôt de l'huile d'olive (une bonne alternative aux graisses saturées !), du sel et une petite pincée de bicarbonate de soude. Mélangez bien et votre purée sera plus « légère ».

Les astuces de ma grand-mère

Une grand-mère m'a confié son astuce pour faire manger des navets à sa petite fille. Vu qu'elle n'aime pas le goût un peu amer de certaines variétés, elle met une pincée de bicarbonate de soude pendant leur cuisson. Leur goût est bien plus acceptable pour la petite.

chapitre 8

Le bicarbonate de soude et la santé

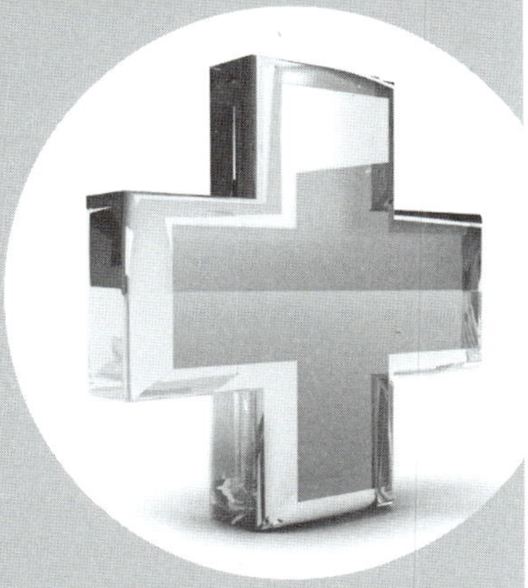

Pour effacer les petits bobos de la vie quotidienne, rien ne vaut le bicarbonate de soude. On oublie vite la mauvaise haleine et apthes, les soucis de digestion, les problèmes urinaires, les inflammations, les boutons…

Attention

Le bicarbonate de soude n'est pas un médicament et ne remplace en aucun cas un avis médical.

Comme j'ai déjà eu l'occasion de le dire, j'ai connu plusieurs personnes qui font et qui ont fait usage du bicarbonate de soude à des buts thérapeutiques. Les usages les plus connus et les plus courants que l'on en fait sont certainement ceux pour calmer les brûlures d'estomac et blanchir les dents. L'efficacité que le bicarbonate de soude a démontrée dans ces deux applications a poussé les gens à l'expérimenter pour soulager d'autres petits bobos de la vie de tous les jours. J'en ai recensé un grand nombre que je vous propose ci-dessous.

À retenir

Le bicarbonate de soude étant un produit très efficace et si peu cher, vous pourriez avoir tendance à y avoir recours trop souvent. Quand on utilise ce produit, comme pour toute chose, il faut faire preuve de bon sens. Il est vrai qu'il peut très souvent nous sortir d'affaire, mais il ne faut jamais en abuser. Ayez du bicarbonate de soude toujours à la maison dans votre armoire à pharmacie, mais employez-le en usage interne avec parcimonie.

Sachez qu'il contient du sel et tous ceux qui souffrent d'hypertension, d'insuffisance cardiaque ou d'autres troubles liés à l'apport en sel, doivent faire attention aux quantités utilisées et demander conseil à leur médecin.

De plus, un usage massif de bicarbonate de soude :

- peut modifier l'équilibre entre les acides et les bases de notre organisme ;
- devient laxatif et peut provoquer des diarrhées ;
- peut augmenter la tension artérielle à cause de la présence du sodium.

Cependant, un peu de prudence s'impose. En effet, nous ne réagissons pas tous de la même façon aux mêmes produits : ce qui peut être efficace pour l'un d'entre nous ne l'est pas forcément pour l'autre. Testez donc et vérifiez sur vous-même.

Prendre du bicarbonate de soude ne doit pas être le réflexe systématique à adopter à la fin d'un repas. Soyez raisonnable et prenez-en seulement en cas de nécessité.

ATTENTION !

Le bicarbonate de soude peut provoquer une irritation dans les yeux quand il est mis à l'intérieur de l'œil.

Le bicarbonate de soude dans la bouche

L'hygiène de la cavité buccale est très importante pour se libérer des résidus provenant de notre alimentation. Ce sont en effet eux qui, restant nichés entre les dents, se dégradent et provoquent des réactions chimiques. Ces dernières libèrent des acides qui attaquent l'émail de nos dents, favorisant à la longue la formation des caries et une mauvaise haleine.

Le bicarbonate de soude, ayant la capacité de neutraliser les acides, peut être régulièrement utilisé dans l'hygiène buccale quotidienne.

N'hésitez donc pas à avoir une boîte de cette poudre blanche dans votre salle de bains. Elle vous sera très utile. Conservez-la à l'abri de l'humidité car elle risquerait de s'abîmer !

Pour faire des bains de bouche

Les bains de bouche peuvent être faits quotidiennement, comme collutoire, pour rafraîchir les muqueuses buccales et assainir la bouche, comme expliqué ci-dessus. Il s'agit d'une astuce peu dispendieuse, très efficace et bien moins chère que les bains de bouche vendus dans le commerce.

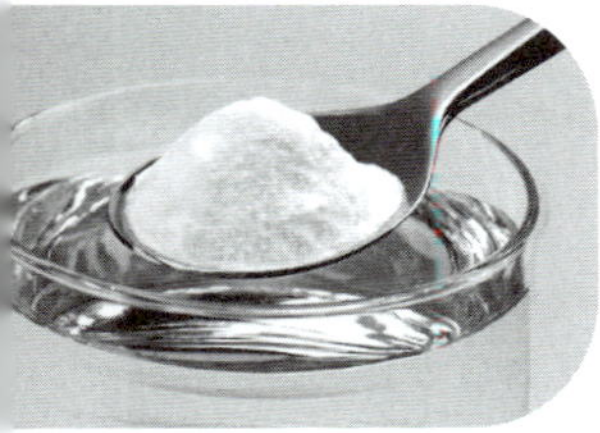

➚ **Mode d'emploi :** *diluez 1 cuillère à café de bicarbonate de soude dans un verre d'eau tiède ou froide. Faites plusieurs bains de bouche et crachez l'eau. Rincez ensuite votre bouche à l'eau.*

Pour avoir une bonne haleine

Les bains de bouche peuvent être utilisés ponctuellement pour éliminer les odeurs plus ou moins désagréables provenant des aliments que vous avez pris au repas. C'est souvent ce qui arrive quand vous mangez de l'oignon, de l'ail, du poisson, des choux… L'utilisation du bicarbonate de soude permet de rafraîchir l'haleine, mais il ne soigne pas pour autant d'éventuels problèmes de dents ou de gencives. Si votre problème n'est pas occasionnel, n'hésitez pas à consulter votre dentiste !

↗ **Mode d'emploi :** *après les repas, mettez une bonne cuillerée à café de bicarbonate de soude dans un verre d'eau tiède ou froide. Mélangez et faites des gargarismes avec ce mélange qui rafraîchit l'haleine très rapidement.*

Pour prévenir l'apparition des caries

Les bains de bouche au bicarbonate de soude sont une solution efficace à mettre en pratique tous les jours, afin de combattre les acides responsables de la formation des caries. Pour prévenir efficacement les caries, ces bains doivent être associés à une hygiène impeccable et régulière de la cavité buccale.

↗ **Mode d'emploi :** *tous les jours, après le brossage soigneux des dents, diluez 1 cuillère à café de bicarbonate de soude dans un verre d'eau tiède ou froide. Faites un bain de bouche et rincez à l'eau tiède ou froide.*

Pour combattre la plaque dentaire

Les bactéries présentes dans notre bouche produisent des acides qui forment avec le temps la plaque dentaire. Le bicarbonate de soude aide à neutraliser ces acides et à prévenir ainsi la formation de cette plaque. Pour ce faire il faut pratiquer régulièrement des bains de bouche, une ou plusieurs fois par jour en fonction de la facilité propre à chacun de former une plaque sur les dents.

↗ **Mode d'emploi :** *diluez 1 cuillère à café de bicarbonate de soude dans un verre d'eau tiède ou froide. Faites plusieurs bains de bouche en gardant l'eau dans la bouche pendant au moins 20 secondes et crachez l'eau. Rincez ensuite votre bouche à l'eau tiède ou froide.*

Pour brosser les dents

Attention !

Ne prenez pas l'habitude de mélanger le bicarbonate de soude avec une autre pâte dentifrice. Vous pourriez ainsi augmenter son pouvoir abrasif et abîmer votre émail dentaire.

La poudre de bicarbonate de soude peut également être utilisée à la place du dentifrice pour se brosser les dents. Vos dents seront propres et assainies des bactéries. Pour cet usage choisissez du bicarbonate de soude bien fin, souvent vendu spécialement pour l'hygiène bucco-dentaire.

↗ **Mode d'emploi :** *saupoudrez un peu de bicarbonate de soude directement sur votre brosse à dents humide à la place de votre dentifrice. Brossez vos dents normalement selon vos habitudes.*

Pour nettoyer les dents avec un hydropulseur

> **Bon à savoir**
>
> Avant de l'utiliser, contrôlez toujours la notice de votre appareil, car certains producteurs déconseillent d'ajouter des produits.

Si vous utilisez un hydropulseur pour nettoyer vos deznts, pensez à mettre 1 cuillère à café de bicarbonate de soude dans l'eau de votre appareil. Vous aurez une sensation de fraîcheur après l'usage.

Le « blanchisseur » des dents

Le bicarbonate de soude possède une légère action abrasive grâce à la présence de fines particules qui, au contact de la dent, la nettoient grâce aux mouvements mécaniques de la brosse. Il peut ainsi s'employer pour blanchir les dents et pour éviter la formation de dépôts et de taches de surface dues au café, au thé ou à la nicotine de la cigarette. S'il est utilisé régulièrement, il peut aussi éliminer progressivement les taches déjà existantes.

> **Bon à savoir**
>
> Étant abrasif, le bicarbonate de soude peut être agressif pour les dents et les gencives sensibles s'il est utilisé tous les jours. Vous pouvez ainsi l'utiliser une fois sur deux ou moins selon votre sensibilité.

Saviez-vous que le bicarbonate de soude est souvent l'une des composantes de nombreux dentifrices vendus dans le commerce ?

↗ **Mode d'emploi :** *humidifiez votre brosse à dents, saupoudrez un peu de bicarbonate de soude et brossez vos dents. Rincez-les soigneusement.*

Attention !

Cette astuce est à utiliser avec grande modération car, à la longue, vous pouvez abîmer l'émail de vos dents.
La fréquence dépend beaucoup de l'épaisseur de votre émail. Renseignez-vous auprès de votre dentiste pour connaître les caractéristiques de vos dents.

Pour détartrer

De temps en temps, vous pouvez vous brosser les dents avec une pâte de détartrage. Il suffit de mélanger du bicarbonate de soude avec un peu de jus de citron et de brosser les dents avec cette pâte.

Pour protéger les gencives

Dans une optique de prévention, vous pouvez utiliser du bicarbonate de soude pour vos gencives. Il suffit de vous munir d'une petite brosse et de la passer entre les dents après leur brossage. Si vos gencives sont sensibles, faites aussi des bains de bouche régulièrement, en suivant le mode d'emploi expliqué dans les « bains de bouche ».

↗ **Mode d'emploi :** *dans un verre mettez l'équivalent d'un centimètre d'eau tiède et d'eau oxygénée et ajoutez 1 cuillère à café de bicarbonate de soude. Trempez votre brosse dans cette solution et passez-la entre vos dents.*

Contre les mycoses de la bouche

Prenez plusieurs bains de bouche avec du bicarbonate de soude pour combattre la prolifération des mycoses dans votre bouche. Agissez dès les premiers signes d'apparition.

En bain de bouche

↗ **Mode d'emploi :** *voir « bains de bouche ». Gardez l'eau dans votre bouche pendant quelques minutes, si vous le pouvez.*

Contre les aphtes

Le bicarbonate de soude soulage les douleurs ressenties quand on a des aphtes dans la bouche.

↗ **Mode d'emploi :** *faites une pâte avec 3 parts de bicarbonate de soude et 1 part d'eau. Appliquez cette pâte sur les aphtes et laissez agir. Répétez l'opération plusieurs fois.*

Contre l'herpès labial ou bouton de fièvre

Si vous êtes sujet à l'herpès labial, vous savez que, lorsque vous êtes fatigué ou stressé, vous avez des chances de voir apparaître des boutons. Dès que vous sentez les boutons sortir, recouvrez la partie concernée avec du bicarbonate de soude.

↗ **Mode d'emploi :** *faites une pâte avec 3 parts de bicarbonate de soude et 1 part d'eau. Appliquez plusieurs fois cette pâte sur les endroits où vont sortir les boutons.*

Contre l'inflammation et l'irritation de la bouche du bébé

En application externe

Si votre bébé présente des problèmes d'inflammation dans sa bouche et qu'il est trop petit pour faire des bains de bouche, vous pouvez badigeonner vos seins avec de l'eau et du bicarbonate de soude chaque fois qu'il prend une tétée.

↗ **Mode d'emploi :** *diluez une petite cuillère à café de bicarbonate de soude dans un verre d'eau tiède et lavez vos seins avec cette solution avant de donner le lait à votre bébé.*

Pensez à l'hygiène de votre matériel !

• Pour nettoyer les brosses à dents et les petites brosses
Pour nettoyer efficacement vos brosses à dents, vous pouvez laisser tremper les poils des brosses une nuit entière dans un verre d'eau chaude dans lequel vous aurez ajouté 1 cuillère à soupe de bicarbonate de

soude. Le lendemain, rincez-les sous l'eau courante et utilisez-les de nouveau. Vous pouvez renouveler l'opération tous les 3 à 4 jours. N'oubliez pas que ce nettoyage n'empêche pas de changer régulièrement vos brosses !

• Pour nettoyer les dentiers ou appareils dentaires

Pour nettoyer vos dentiers ou vos appareils dentaires, vous pouvez ajouter 1 cuillère à soupe de bicarbonate de soude à l'eau dans laquelle vous aurez versé le produit de nettoyage que vous utilisez normalement. Mélangez et immergez votre appareil ou votre dentier dans cette solution pendant une trentaine de minutes au minimum. Avant de les utiliser, rincez-les bien et plusieurs fois sous l'eau courante.

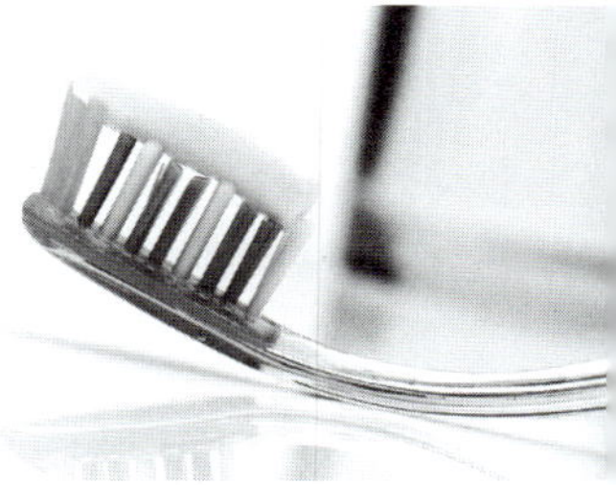

Le bicarbonate de soude pour l'appareil digestif

Comme nous avons déjà eu l'occasion de le dire, le bicarbonate de soude est un minéral non toxique qui se présente sous forme de poudre blanche alcalescente, soluble dans l'eau. Il s'agit donc d'un sel alcalin qui possède une action de tampon, c'est-à-dire qu'il peut neutraliser les milieux acides ou trop basiques. Or, nous sommes

Neutralise l'acidité

> **Le saviez-vous**
>
> Les brûlures d'estomac et les remontées acides sont parmi les symptômes qui poussent les Français à consulter le plus régulièrement.

nombreux à manifester des problèmes d'acidité au cours du processus digestif. Je me souviens que ma grand-tante avait le réflexe de recourir au bicarbonate de soude, dès qu'elle sentait la digestion se faire difficile. À son époque, tout le monde savait que le bicarbonate de soude était un antiacide très efficace. Il est évident qu'il s'agit d'un remède à usage occasionnel et qui ne remplace en aucun cas l'avis d'un médecin, surtout si les symptômes persistent.

↗ **Inconvenients :** *le goût du bicarbonate de soude est un peu salé, ce qui fait que certains ont l'impression de boire de l'eau de mer ! Si c'est votre cas, essayez de penser à autre chose pendant que vous le buvez !*

Contre les brûlures d'estomac

Appelé par certains « l'antiacide miraculeux », le bicarbonate de soude possède en effet une action très efficace contre les acides présents dans la sphère digestive. Il est particulièrement performant en cas de brûlures d'estomac, car il est capable de neutraliser l'acidité qui se produit au niveau gastrique. Son pouvoir explique le fait qu'il rentre souvent dans la composition des sels effervescents et dans certains médicaments pour diminuer l'acidité de l'estomac. Son action d'apaisement des muqueuses de l'estomac irritées par un excès d'acidité est aussi très rapide. Les souffrants constatent tout de suite une sensation de soulagement qui va persister dans le temps.

Apaise les muqueuses

↗ **Mode d'emploi :** *diluez dans un verre d'eau froide 1 cuillère à café de bicarbonate de soude. Avalez la boisson lentement et de manière continue.*

Contre les remontées acides

Dans le cas des remontées acides, le bicarbonate de soude est utilisé pour réguler le pH trop acide. Son pH étant alcalin (à 8,4, sachant que le pH neutre est à 7), il peut facilement combattre l'acidité provenant de l'acide chlorhydrique. C'est ce dernier qui est responsable des remontées acides, car il monte de l'estomac vers l'œsophage.

↗ **Inconvénient inoffensif :** *dans la transformation chimique qui s'opère pour neutraliser l'acidité, il y a aussi une production de gaz carbonique, responsable d'éventuelles éructations. Ces dernières peuvent être gênantes, mais bien moins désagréables que les remontées acides !*

Pour limiter les rots, vous pouvez ajouter quelques gouttes de citron dans l'eau.

En cas de digestion difficile

À boire

Quand vous avez l'impression d'avoir des difficultés au niveau de votre digestion, le bicarbonate de soude peut vous être utile. Encore une fois, il ne remplace pas l'avis du médecin surtout si les symptômes se reproduisent souvent.

↗ **Mode d'emploi :** *diluez dans un verre d'eau froide ou tiède 1 cuillère à café de bicarbonate de soude et buvez le contenu.*

Après les repas trop copieux ou trop arrosés

Souvent, le bicarbonate de soude aide pour se débarrasser de « la gueule de bois » que vous pouvez avoir le lendemain d'une fête ou d'un repas trop lourd et bien arrosé. Il permet de mieux faire passer le mal au cœur qui s'installe et qui vous poursuit pour toute une journée.

↗ **Mode d'emploi :** *diluez dans un verre d'eau froide 1 cuillère à café de bicarbonate de soude et buvez le contenu.*

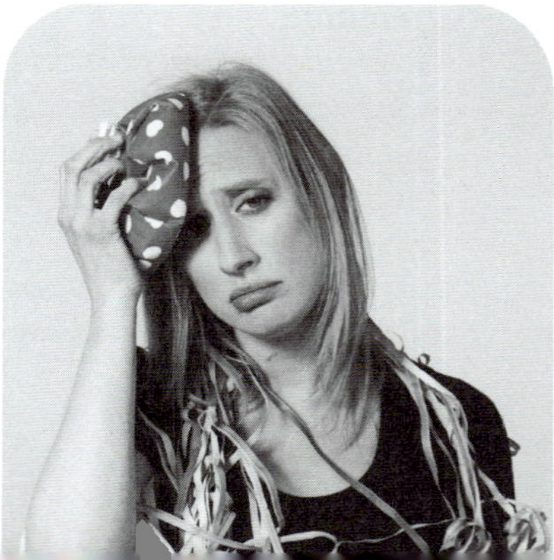

En cas de difficultés de transit intestinal

Vous pouvez prendre du bicarbonate de soude en cas de difficulté passagère ou occasionnelle du transit intestinal.

↗ **Mode d'emploi :** *diluez dans un verre d'eau tiède 1 cuillère à café de bicarbonate de soude et buvez le contenu. Les résultats sont très subjectifs !*

TRUCS ET ASTUCES

Si la digestion de certains aliments est difficile pour vous, vous pouvez mettre une petite cuillère à café de bicarbonate de soude dans l'eau de cuisson. Cela facilitera votre digestion !

Contre les mycoses anales

Pour rendre le pH de votre anus moins acide et combattre les mycoses qui peuvent s'y être installées, prenez des bains de siège avec du bicarbonate de soude.

↗ **Mode d'emploi :** *dissoudre 1 à 2 cuillères à soupe de bicarbonate de soude dans 1 litre d'eau tiède. Prenez un bain de siège pendant 10 à 15 minutes.*

En bain de siège

Le bicarbonate de soude pour l'appareil génital

Pour l'hygiène intime quotidienne

Le bicarbonate de soude peut s'utiliser pour la toilette intime quotidienne. Il aide dans la prévention des candidas, car il corrige le pH acide dans lequel ces virus adorent se multiplier.

↗ **Mode d'emploi :** *diluez 2 cuillères à soupe de bicarbonate de soude dans environ 1 litre d'eau tiède et faites votre toilette intime.*

En cas d'irritation ou de brûlure

Prenez un bain de siège pour soulager vos parties intimes d'irritation ou de brûlure éventuelles.

↗ **Mode d'emploi :** *diluez 3 cuillères à soupe de bicarbonate de soude dans environ 2 litres d'eau tiède ou froide. Asseyez-vous de façon à immerger vos parties génitales pendant environ 15 minutes. Utilisez toujours des serviettes propres pour vous essuyer et lavez systématiquement la serviette après chaque utilisation.*

Contre les odeurs intimes féminines

En cas de besoin, le bicarbonate de soude est capable d'atténuer les problèmes d'odeurs intimes de la femme, souvent causées par la présence de bactéries.

Sur les sous-vêtements

↗ **Mode d'emploi :** *saupoudrez une pincée de bicarbonate de soude sur le slip que vous portez toute la journée. Pratiquez une bonne hygiène intime quotidienne.*

Contre les mycoses vaginales

Vous pouvez modifier votre pH et le rendre moins acide, à l'aide d'un lavage vaginal, pour mieux combattre les mycoses qui se développent dans un milieu acide.

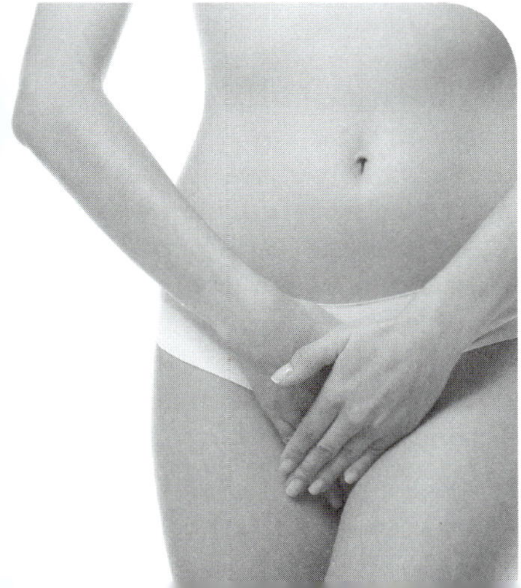

↗ **Mode d'emploi :** *diluez 1 à 2 cuillères à soupe de bicarbonate de soude dans 1 litre d'eau tiède. Pratiquer des lavages vaginaux avec cette eau à l'aide d'une poire à lavement.*

8

Le bicarbonate de soude pour la peau

Contre les petites brûlures et les démangeaisons

En pâte

Pour apaiser la sensation de brûlure (attention, les brûlures importantes doivent être traitées par un médecin !) et de démangeaison, appliquez sur la zone sensible une pâte de bicarbonate de soude.

➚ **Mode d'emploi :** *faites la pâte avec 3 cuillères à soupe de bicarbonate de soude et 1 cuillère à soupe d'eau froide (la quantité de pâte est fonction de la surface à traiter). Appliquez la pâte sur la peau et faites agir environ 20 minutes, sans laisser sécher.*

Pour calmer les boutons de fièvre

➚ **Mode d'emploi :** *appliquez un peu de pâte, faite avec 1 cuillère à soupe de bicarbonate de soude et 1/3 de cuillère à soupe d'eau froide, sur les boutons de fièvre. Laissez agir pendant environ 20 minutes.*

Pour faciliter le rasage

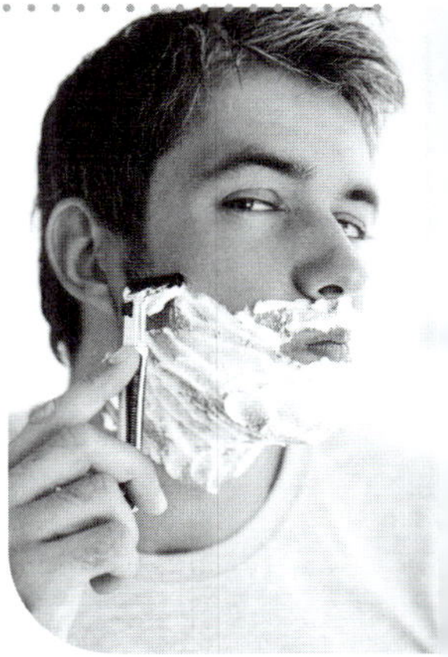

Vous pouvez utiliser le bicarbonate de soude avant et après le rasage pour adoucir la peau et calmer les sensations de brûlure pouvant être causées par le rasoir.

↗ **Mode d'emploi :** *diluez 1 cuillère à café de bicarbonate de soude dans une tasse d'eau tiède. Lavez votre visage avec cette solution et rincez.*

Pour soulager les coups de soleil

Si vous avez été exposé au soleil trop longtemps, vous pouvez apaiser les désagréments d'un coup de soleil en utilisant du bicarbonate de soude.

↗ **Mode d'emploi :** *diluez 4 à 5 cuillères à café de poudre dans l'eau tiède ou chaude (pas trop chaude) de votre baignoire. Immergez-vous dans l'eau et restez 20 minutes au maximum.*
Si votre coup de soleil est bien délimité ou si vous ne possédez pas de baignoire, faites des compresses que vous appliquez sur la peau. Remplacez les compresses toutes les 10 minutes.

Pour soulager les piqûres d'insectes

Quand vous êtes piqué par un insecte, pour éviter les démangeaisons, appliquez le plus rapidement possible une pâte à base de bicarbonate de soude.

↗ **Mode d'emploi :** *mélangez 1 cuillère à soupe de bicarbonate de soude avec une petite cuillère à café d'eau froide. Appliquez cette pâte sur les piqûres qui vous démangent.*

Contre les eczémas

Pour soulager les désagréments et les démangeaisons de certains eczémas, utilisez régulièrement du bicarbonate de soude. L'usage dépend de l'emplacement de l'eczéma. Vous pouvez prendre un bain (voir le mode d'emploi des « Coups de soleil ») ou appliquer une compresse (voir « Contre les petites brûlures et les démangeaisons »).

Contre les verrues

Ce mélange est utile, paraît-il, spécialement pour combattre les verrues superficielles.

LE PETIT PLUS

Pensez à ajouter 1 à 2 gouttes d'huile essentielle d'arbre à thé, reconnue pour son action contre les verrues.

↗ **Mode d'emploi :** *mélangez 1 cuillère à soupe de bicarbonate de soude avec 1/3 de cuillère d'eau. Appliquez cette pâte directement sur la verrue à l'aide d'un pansement au moins 2 fois par jour pendant une semaine.*

Pour les fesses irritées du bébé

Souvent les bébés ont des fesses rouges ou présentent des plaques d'eczéma sur les fesses qui restent longtemps au contact des urines. En cas de problème, mettez un peu de bicarbonate de soude dans l'eau du bain.

Dans l'eau du bain

↗ **Mode d'emploi :** *mélangez 1 cuillère à café de bicarbonate de soude avec l'eau du bain jusqu'à amélioration des rougeurs ou des plaques.*

Le bicarbonate de soude pour les mains et les pieds

Pour les extrémités inférieures

Nous négligeons trop souvent nos pieds. Nous nous apercevons de leur existence quand ils nous font mal ou lorsqu'ils sont enflammés ! Et pourtant ils ne méritent pas une telle négligence, car ils travaillent pour nous tous les jours et pas toujours dans de bonnes conditions. Il est donc conseillé de prendre soin régulièrement de nos extrémités inférieures, autant que des autres parties de notre corps.

• Pour les pieds fatigués

Après une journée de travail, de marche ou de sport, malmenés, vos pieds n'en peuvent plus. Quand vous avez l'impression d'avoir mal partout, vous pouvez avoir recours à un bain de pieds au bicarbonate de soude.

Vous pouvez éventuellement étendre votre bain aux chevilles, si vous en éprouvez le besoin.

> **LE PETIT PLUS**
>
> Massez ensuite vos pieds et vos chevilles avec une bonne huile d'amande douce dans laquelle vous aurez dilué quelques gouttes d'huile essentielle de lavande.

↗ **Mode d'emploi :** *dans une bassine, mettez environ 1 litre d'eau chaude ou tiède. Diluez un petit verre (environ 5 à 6 cuillères à soupe) de poudre. Laissez tremper vos pieds (et éventuellement vos chevilles) pendant 10 à 15 minutes.*

• Contre les mauvaises odeurs des pieds

Le bicarbonate de soude possède le pouvoir de combattre les bactéries qui sont souvent responsables des odeurs désagréables des pieds, enfermés toute la journée dans des chaussures souvent mal adaptées. Il s'agit d'un problème commun à un grand nombre de personnes, mais qui est très fréquent en particulier chez les adolescents qui portent beaucoup de chaussures de sport qui les font transpirer.

↗ **Mode d'emploi :** *dans une bassine, diluez un petit verre de bicarbonate de soude dans 1 litre d'eau chaude ou tiède. Laissez tremper vos pieds pendant 5 à 10 minutes.*

• Pour lutter contre les mycoses

Pour assainir la peau, le bicarbonate de soude possède des propriétés fongistatiques. Il est en effet capable de prévenir et de lutter contre les mycoses.

Pour avoir une action efficace, il est donc conseillé de faire régulièrement des bains de pieds au bicarbonate de soude.

En bain de pieds

↗ **Mode d'emploi :** *diluez un petit verre de bicarbonate de soude dans 1 litre d'eau tiède et laissez tremper vos pieds quotidiennement pendant environ 10 à 15 minutes.*

• Pour attendrir les callosités et les durillons

Avant de faire un ponçage des parties concernées, prenez un bain de pieds au bicarbonate de soude pour assouplir la peau de vos pieds.

↗ **Mode d'emploi :**

- *dans une bassine, diluez un petit verre de poudre dans 1 litre d'eau chaude. Laissez tremper vos pieds pendant environ 15 minutes ;*
- *si vous souhaitez lutter contre les callosités et les durillons qui sont en train de se former, faites une pâte avec 1 cuillère à soupe de bicarbonate de soude et 1/3 de cuillère d'eau. Frottez directement votre callosité pour aider à l'éliminer. Répétez l'opération si besoin.*

• Pour le soin des pieds

Pour bien nettoyer vos pieds et éliminer toutes les cellules mortes, vous pouvez faire un « peeling » au bicarbonate de soude. Cette opération permet de nettoyer en profondeur, d'adoucir la peau et de préparer vos pieds à recevoir les principes actifs des crèmes que vous mettez après les avoir lavés.

↗ **Mode d'emploi :** *préparez une pâte avec 3 cuillères à soupe de bicarbonate de soude et 1 cuillère à soupe d'eau. Frottez soigneusement et longuement vos pieds dans leur totalité, rincez et essuyez.*

LE PETIT PLUS

Vous pouvez terminer cette opération par un bon massage des pieds avec un peu d'huile d'amande douce et quelques gouttes d'huile essentielle de lavande !

• **Pour soulager les pieds en cas de démangeaisons**
Si vos pieds vous démangent, ayez recours à un bain de pieds avec du bicarbonate de soude.

↗ **Mode d'emploi :** *dans une bassine, diluez un petit verre de poudre dans 1 litre d'eau tiède. Laissez tremper vos pieds pendant environ 15 minutes.*
À répéter tant que le problème persiste.

Pour les extrémités supérieures

Prendre soin de ses propres mains est un acte important, car elles sont continuellement exposées aux agressions provenant de l'extérieur. De plus la peau des mains souffre davantage car elle rentre souvent en contact avec des substances irritantes et la pollution.

N'oubliez pas de protéger vos mains avec des gants quand vous faites les tâches ménagères surtout si vous utilisez des produits chimiques. Pensez à utiliser aussi des cosmétiques biologiques (comme le savon par exemple) qui ne contiennent pas de produits chimiques irritants.

• **À la place du savon**
Pour nettoyer et purifier vos mains, utilisez le bicarbonate de soude comme si c'était du savon. Le bicarbonate de soude respecte la peau et laisse les mains propres et douces au toucher.

↗ **Mode d'emploi :** *mouillez d'abord vos mains, saupoudrez un peu de poudre et frottez-les comme vous faites habituellement. Rincez et essuyez-les.*

• **Avant la manucure**

Vous pouvez rendre la peau de vos mains plus douce et nettoyer vos ongles avant d'en prendre soin en faisant votre manucure. Il suffit de les laisser tremper dans un grand bol ou une petite bassine d'eau avec du bicarbonate de soude et éventuellement un peu de jus de citron.

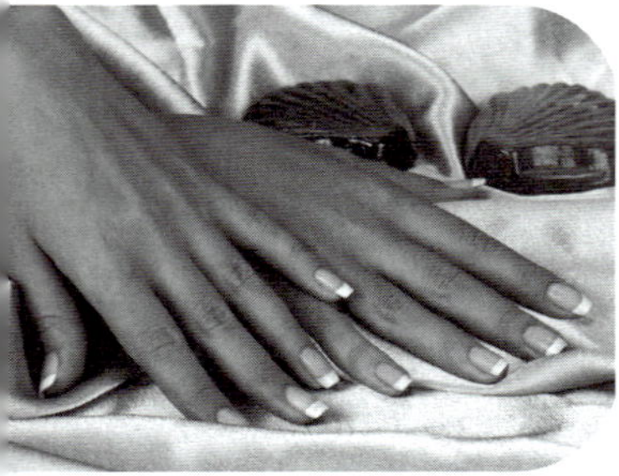

↗ **Mode d'emploi :** *plongez vos mains 5 minutes environ dans de l'eau tiède dans laquelle vous aurez dilué 4 à 5 cuillères à soupe de bicarbonate de soude. Vous pouvez y ajouter quelques rondelles de citron pour éventuellement enlever des taches, comme par exemple celles laissées par la nicotine de la cigarette.*

Pour nettoyer les ongles

Pour éliminer tous les résidus de saleté dans les ongles, il suffit de les brosser avec du bicarbonate de soude. Cette opération permet aussi de blanchir les ongles.

↗ **Mode d'emploi :** *humidifiez une brosse à ongles et saupoudrez-la de ce produit. Frottez délicatement autour des ongles, rincez et essuyez-les.*

Pour assouplir les peaux mortes autour des ongles

Avant d'enlever la peau morte autour de vos ongles, assouplissez la peau comme indiqué dans « Avant la manucure ».

↗ **Mode d'emploi :** *mettez ensuite une pincée de bicarbonate de soude autour des ongles et frottez la peau morte. Vous pourrez l'enlever enfin beaucoup plus facilement à l'aide de vos ciseaux.*

Sur la peau

Pour les petites plaies des doigts

Quand vous avez une petite plaie sur un doigt, évitez qu'elle s'infecte à l'aide de ce vieux remède de grand-mère qu'est le bicarbonate de soude.

↗ **Mode d'emploi :** *mettez 1 cuillère à soupe de bicarbonate de soude dans un verre d'eau la plus chaude possible pour vous. Trempez-y votre doigt et laissez-le le temps que l'eau se refroidisse. Répétez l'opération plusieurs fois, si nécessaire.*

Le bicarbonate de soude pour les voies respiratoires

Pour décongestionner les voies respiratoires

En inhalation

Lorsque les voies respiratoires sont encombrées, retrouvez un vieux remède pour décongestionner les muqueuses nasales. Il s'agit des fumigations qui sont en effet bénéfiques en cas de maladies de refroidissement. Elles permettent de libérer le nez et de vous soulager très rapidement.

↗ **Mode d'emploi :** *faites bouillir environ 1 litre d'eau. Ajoutez 2 cuillères à soupe de bicarbonate de soude et mélangez bien. Penchez votre tête sur la vapeur, sans trop vous rapprocher pour ne pas vous brûler. Couvrez votre tête avec une serviette et respirez les vapeurs qui se dégagent. Continuez l'opération pendant 5 à 10 minutes.*

Le petit plus

Vous pouvez ajouter 1 à 2 gouttes d'huile essentielle d'eucalyptus dans l'eau !

Le bicarbonate de soude pour l'appareil urinaire

Contre les cystites

Dans un verre d'eau

Les cystites sont souvent causées par des irritations et par une urine acide. Le bicarbonate de soude permet de diminuer cette acidité, aidant ainsi à prévenir et à combattre les infections urinaires.

Pour favoriser votre guérison, n'oubliez pas de suivre une diète alcaline pendant au moins une quinzaine de jours. Le but est de ne pas augmenter la quantité d'acides dans votre organisme. Privilégiez donc une alimentation à base de fruits et légumes (sauf ceux qui sont acides ou acidifiants, comme les agrumes, les tomates, les épinards, l'oseille, la rhubarbe, l'ananas, etc.) et évitez les alcools, le café, le sucre, les sucreries, trop de viande…

↗ **Mode d'emploi :** *diluez 1 cuillère à café de poudre dans un verre d'eau froide. Prenez cette solution plusieurs fois en cas de cystite et quand vous faites un repas particulièrement acidifiant. Cela rendra vos urines moins acides, et vous éviterez ainsi les irritations.*

Et encore...

Contre les maux de gorge

Si vous voulez apaiser votre mal à la gorge, faites des gargarismes avec du bicarbonate de soude, c'est simple et pas cher.

↗ **Mode d'emploi :** *diluez 1 cuillère à café de bicarbonate de soude dans un verre d'eau froide. Faites plusieurs gargarismes avec cette solution, plusieurs fois par jour.*

Pour soulager une brûlure des yeux

Quand vous avez une petite inflammation ou une irritation des yeux après une journée exposés aux néons, à la lumière artificielle, à la fumée, à la chaleur, à la pollution... faites-vous des compresses avec une solution au bicarbonate de soude. Vos yeux seront bien soulagés.

↗ **Mode d'emploi :** *diluez 1 cuillère à café de bicarbonate de soude dans une tasse d'eau chaude. Imbibez dans cette solution 2 morceaux de coton comme ceux que l'on utilise pour se démaquiller. Essorez-les et attendez pour qu'ils ne soient pas trop chauds. Fermez les yeux et disposez un morceau sur chaque œil. Laissez agir pendant quelques minutes. Répétez l'opération plusieurs fois afin d'obtenir une amélioration.*

chapitre 9

Le bicarbonate de soude pour le sport et les sportifs

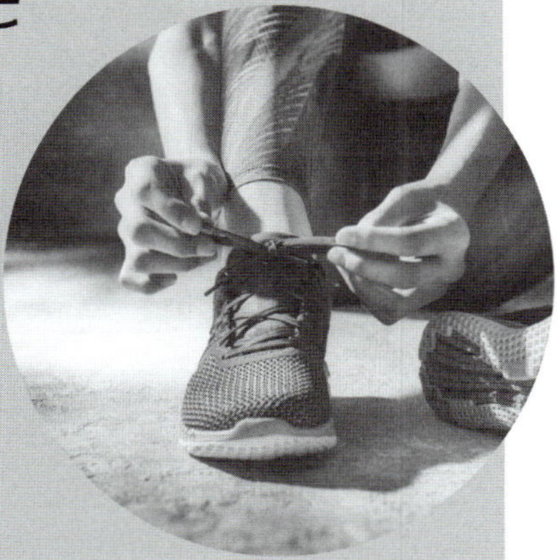

Le bicarbonate de soude est l'allié indispensable des sportifs, efficace à la fois pour augmenter la performance et réduire les courbatures, et pour nettoyer et désodoriser le matériel, quelque soit le sport...

Les adeptes de vieux remèdes de grand-mère qui font beaucoup de sport connaissent les vertus du bicarbonate de soude. Il paraît que les scientifiques ont même vérifié l'efficacité de ce remède réputé pour améliorer les performances des athlètes sur la vitesse et sur l'endurance, en faisant des tests sur des nageurs et des coureurs.

La prise de bicarbonate de soude permet en effet de réduire l'acidité que les muscles produisent pendant les efforts intenses. Tous les sportifs savent que, pendant un effort important, par exemple une longue course, leur corps produit de l'acide lactique. En augmentant le pH du sang, cette poudre permet aux muscles de travailler mieux, car ils se fatiguent moins vite.

↗ **Mode d'emploi :** *diluez 1 cuillère à café de bicarbonate de soude dans un verre d'eau froide. La posologie varie selon les athlètes et la dépense physique à fournir.*

Attention !

Une prise trop importante de bicarbonate de soude peut entraîner des perturbations au niveau intestinal et provoquer des diarrhées. Cet inconvénient peut être invalidant lors d'une compétition sportive ! Il faut bien connaître les réactions de son propre corps avant d'en faire un usage trop important.

Contre les courbatures après le sport

Après un entraînement sportif ou une séance de gymnastique, prenez un bain relaxant pour atténuer les courbatures et la fatigue.

↗ **Mode d'emploi :** *diluez 5 à 6 cuillères à soupe de bicarbonate de soude dans l'eau de votre bain. L'eau ne doit pas être trop chaude. Prenez votre bain en vous relaxant pendant 10 à 15 minutes.*

Contre les mauvaises odeurs de votre matériel de sport

Si vous souhaitez éliminer efficacement les mauvaises odeurs de votre sac de sport, des chaussures de sport ou des vêtements de sport, saupoudrez-les avec un peu de bicarbonate. Laissez agir une nuit, puis nettoyez les premiers et lavez les derniers. Répétez l'opération autant de fois que nécessaire.

Pour les vélos

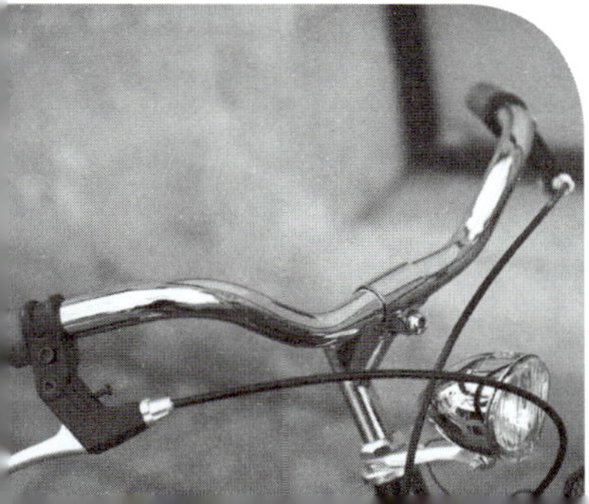

Nettoyez le chrome des vélos avec une éponge humide sur laquelle vous aurez saupoudré du bicarbonate de soude. Rincez et essuyez bien.

Pour nettoyer le matériel de golf

Brossez vos balles et vos clubs de golf avec du bicarbonate de soude sur une brosse ou une éponge humide. Rincez et essuyez.

Pour les accessoires de pêche

Nettoyez vos accessoires (la canne à pêche, les hameçons, etc.) avec un peu de bicarbonate de soude versé sur un linge légèrement humide.

Pour éliminer l'odeur de chlore des serviettes de piscine

Si vous aimez nager à la piscine, vous savez que vos serviettes sentent vite le chlore. Pour en éliminer l'odeur, versez 2 cuillères à soupe de bicarbonate de soude lors du lavage habituel ou lors du rinçage.

chapitre 10
Le bicarbonate de soude pour l'hygiène personnelle

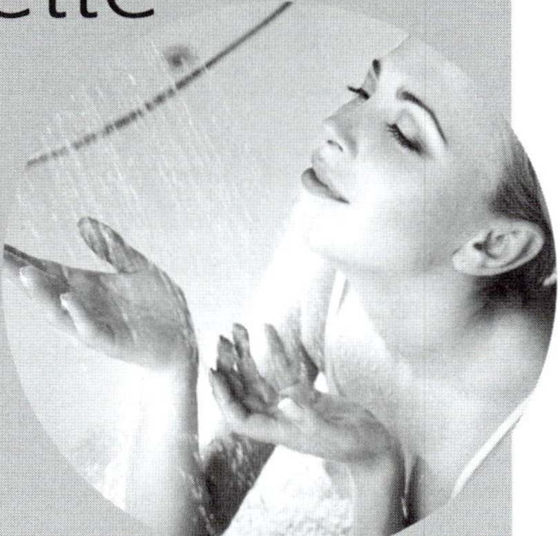

En usage externe, le bicarbonate de soude est parfait comme déodorant et comme peeling pour nettoyer en profondeur la peau du visage, du corps ou bien encore les cheveux.

Pour rendre l'eau du bain plus douce

Si l'eau de votre habitation est dure ou calcaire, vous connaissez le problème d'avoir une peau qui sèche et s'irrite facilement. Sachez que vous pouvez ajouter 5 à 7 cuillères à soupe de bicarbonate de soude à l'eau de votre bain. L'eau sera sûrement bien plus douce et votre peau aussi !

Dans le bain

Pour un bain relaxant

Après une journée fatigante ou stressante, rien de mieux que se détendre dans un bain. Son pouvoir relaxant augmente si vous ajoutez du bicarbonate de soude et pourquoi pas quelques gouttes d'huiles essentielles.

↗ **Mode d'emploi :** *faites couler l'eau à une bonne température, environ 37 °. Diluez environ 1/2 tasse de bicarbonate de soude et 8 à 10 gouttes d'huile essentielle de lavande ou de camomille diluées dans 1 cuillère à soupe d'huile d'olive. Restez dans votre bain environ 15 minutes. Puis essuyez-vous et détendez-vous.*

Comme déodorant

Même si le bicarbonate de soude n'a pas d'odeur, il est très utile contre la mauvaise odeur provoquée par la transpiration des aisselles. En effet, souvent l'odeur désagréable est provoquée par des bactéries de la peau responsables de la fermentation de la sueur.

Attention !

Le bicarbonate de soude ne parfume pas !

↗ **Mode d'emploi :**

- *rincez vos aisselles avec de l'eau dans laquelle vous aurez mis du bicarbonate de soude (une tasse d'eau avec 1 cuillère de bicarbonate de soude) ;*
- *après la douche, mettez une pincée de bicarbonate de soude sous vos aisselles.*

Sur le visage

Peeling du visage

La peau du visage est soumise à plusieurs facteurs de stress, tels que la pollution, les produits chimiques des cosmétiques, les différences de température et des expositions prolongées au soleil. Pour aider votre peau à rester souple et lumineuse, vous pouvez

Bon à savoir

Le peeling se pratique seulement sur une peau saine. Évitez-le si votre peau est souffrante ou irritée.

faire un peeling très simple et pas cher qui aura l'avantage de supprimer les cellules mortes et de nettoyer les impuretés présentes dans votre visage. Il suffit de faire une pâte avec du bicarbonate de soude et de l'eau ou du lait.

↗ **Mode d'emploi :** *démaquillez-vous et lavez normalement votre visage. Faites une pâte avec 3 cuillères à soupe de bicarbonate de soude et 1 cuillère à soupe de lait ou d'eau. Appliquez une partie de cette pâte sur votre visage et massez délicatement en faisant des mouvements circulaires. Procédez sans trop appuyer sur la totalité de votre visage, sauf sur les contours des yeux qui sont très délicats. Rincez avec de l'eau tiède ou si vous pouvez de l'eau froide, pour tonifier la peau. Appliquez ensuite une bonne crème hydratante, biologique si possible.*

Pour nettoyer en profondeur le visage

Pour améliorer l'oxygénation des tissus de votre visage, vous pouvez stimuler la microcirculation à l'aide de la vapeur et du bicarbonate de soude. Ce soin facilite la pénétration et l'absorption des principes actifs contenus dans votre crème habituelle.

↗ **Mode d'emploi :** *démaquillez-vous et lavez normalement votre visage. Dans un récipient diluez 1 cuillère à soupe de bicarbonate de soude dans 1 litre d'eau* *très chaude. Couvrez votre tête avec une serviette et penchez-vous sur la vapeur, sans trop vous rapprocher pour ne pas vous brûler. Restez ainsi pendant environ 8 à 10 minutes. Essuyez délicatement votre visage et appliquez votre crème de beauté.*

Sur le corps

En gommage

Gommage corporel

Le gommage que l'on pratique sur la totalité du corps permet de nettoyer la surface de la peau de ses cellules mortes. Le but est de stimuler le renouvellement cellulaire et d'avoir une peau plus douce et claire.

Bon à savoir

Le gommage se pratique seulement sur une peau saine. Évitez-le si votre peau est souffrante ou irritée.

- **Mode d'emploi :** *faites une pâte avec 6 cuillères à soupe de bicarbonate de soude et 2 cuillères à soupe de lait ou d'eau. Appliquez cette pâte à l'aide d'un gant sur la totalité de votre corps, en évitant des parties très sensibles pour vous. Massez sans exercer trop de pression (vous pourriez abîmer votre peau) en faisant des mouvements circulaires. Prenez ensuite votre douche en veillant à bien vous rincer.*

Essuyez-vous et appliquez ensuite une bonne crème pour le corps, biologique si possible.

Sur les cheveux

Pour avoir des cheveux brillants

Pour raviver la couleur de vos cheveux et les rendre plus soyeux, vous pouvez ajouter un peu de bicarbonate de soude dans un shampooing neutre.

↗ **Mode d'emploi :** *achetez un shampooing neutre (vous pouvez vous en procurer dans des magasins biologiques par exemple) et ajoutez-y 1 cuillère à café de bicarbonate de soude. Secouez bien et utilisez ce shampooing régulièrement selon vos habitudes.*

Pour bien nettoyer les cheveux

Si vous souhaitez éliminer un excès de gel ou de laque dans vos cheveux, il suffit d'ajouter un peu de bicarbonate de soude au moment où vous faites votre shampooing. Cette opération peut être répétée régulièrement si vous utilisez une grande quantité de produits sur vos cheveux.

➚ **Mode d'emploi :** *au moment du shampooing ajoutez sur votre cuir chevelu 1 cuillère à café de bicarbonate de soude. Massez bien vos cheveux pendant quelques minutes, rincez abondamment et soigneusement pour enlever toute trace de produit.*

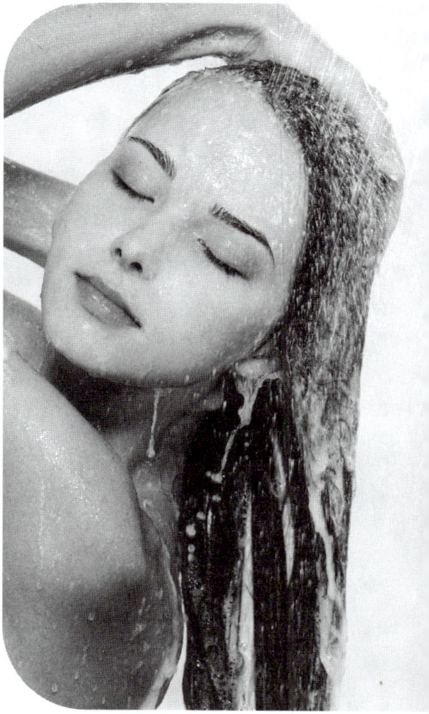

chapitre 11

Les vrai/faux sur le bicarbonate de soude

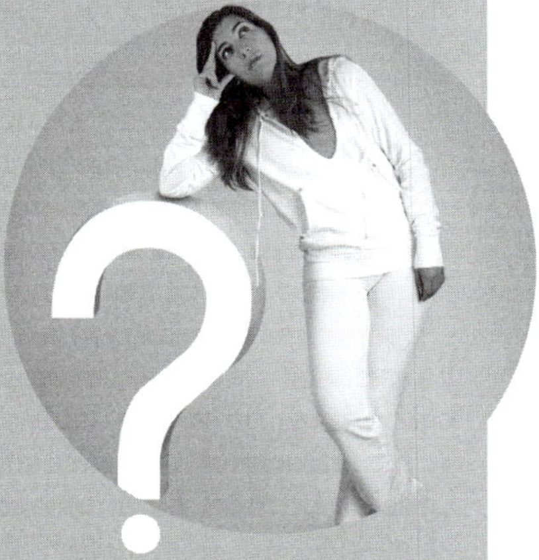

Les idées reçues sur le bicarbonate de soude ont la vie dure ! Voici une petite mise au point pour bien connaître cette poudre à tout faire.

Le bicarbonate de soude est très salé

Le bicarbonate de soude possède un goût un peu salé, d'où le terme « sodium » qu'on lui associe. Pour la plupart d'entre nous c'est acceptable. Certains le trouvent désagréable, d'autres un peu bizarre, mais à la longue, rassurez-vous, on s'y fait !

FAUX

La formule chimique du bicarbonate de sodium est $NaHCO_3$

Le symbole chimique du sodium est Na. Il vient du nom latin d'un composé du sodium appelé natrium, qui lui-même vient du grec nitron, une sorte de sel naturel (le natron). En revanche la formule Na_2CO_3 correspond au carbonate de sodium.

VRAI

Le bicarbonate de soude est la même chose que le carbonate de soude

Le bicarbonate de soude n'est pas à confondre avec le carbonate de soude, qui est en revanche irritant pour la peau et qui demande à être manipulé avec des gants. Le carbonate de soude sert surtout pour la fabrication des lessives, des détergents, du verre et des céramiques. Le bicarbonate de soude, s'il atteint la température de 60 °C, se décompose en carbonate de sodium, dioxyde de carbone et eau.

FAUX

Le bicarbonate de soude correspond à la soude caustique

Absolument pas ! Il s'agit de deux produits bien différents et il ne faut surtout pas les confondre. La soude caustique est le nom commun de l'hydroxyde de sodium dont la formule est NaOH. Il s'agit d'un composé chimique corrosif utilisé essentiellement dans la fabrication de papier, de détergents et de produits chimiques.

FAUX

Quand le bicarbonate est vieux, on peut encore s'en servir

Cela dépend de l'usage que l'on en fait. Normalement si le bicarbonate de soude est effervescent, cela signifie qu'il est encore efficace. Dans le doute, utilisez-le pour le nettoyage comme abrasif ou pour enlever les mauvaises odeurs dans votre poubelle. Achetez toutefois une nouvelle boîte pour en faire un usage personnel.

VRAI/FAUX

Le bicarbonate de soude peut prendre feu

FAUX

Le bicarbonate de soude est un produit non inflammable. Il peut même être utilisé pour éteindre des petits feux, comme ceux qui se déclenchent dans votre cuisinière ou quand vous faites votre barbecue.

Le bicarbonate de soude est soluble dans l'eau.

VRAI

Le bicarbonate de soude est parfaitement soluble dans l'eau, surtout si cette dernière n'est pas trop froide.

Le bicarbonate de soude est soluble dans l'alcool

FAUX

Bien que soluble dans l'eau, le bicarbonate de soude est peu soluble dans l'alcool.

Au Canada le bicarbonate de soude est appelé la « petite vache »

VRAI

Dans le langage courant, au Canada, on nomme ainsi le bicarbonate de soude. En effet il y avait une petite vache sur la boîte de bicarbonate de soude vendu au Canada par la société Cow Brand, qui n'existe plus à l'heure actuelle.

Le nom de « petite vache » a été trouvé par un chimiste

FAUX

On doit cette appellation à un boulanger, John Dwight, qui souhaitait trouver un logo pour le produit qu'il voulait commercialiser. Il a associé l'idée du bicarbonate de soude à celle du lait, car ces deux derniers étaient souvent associés dans les recettes de pâtisserie. Du lait à la vache, le pas a été bref.

Le bicarbonate de soude est toxique

Le bicarbonate de soude est un produit qui n'est pas considéré comme toxique ni dangereux pour la santé humaine. Il n'est pas irritant pour la peau, mais il ne faut pas le mettre dans les yeux. Cependant les personnes devant contrôler leur consommation en sel ou le niveau de leur tension doivent faire attention et demander conseil à leur propre médecin.

FAUX

Le bicarbonate de soude est en mesure de neutraliser l'acidité au niveau de l'estomac

Étant un produit alcalin, le bicarbonate de soude peut équilibrer un pH trop acide. Il combat ainsi l'acidité provenant de l'acide chlorhydrique de l'estomac (voir le chapitre sur le bicarbonate de soude pour l'appareil digestif).

VRAI

En Suisse on ajoute du bicarbonate de soude dans la fondue au fromage

Il s'agit d'une petite astuce suisse pour rendre ce plat plus digeste, car, même s'il est très bon, il est assez lourd à digérer. Le bicarbonate de soude en permet une meilleure digestion.

VRAI

Le bicarbonate de soude peut s'utiliser à la place du savon

VRAI

Il est possible d'utiliser le bicarbonate de soude à la place du savon pour se laver couramment les mains. Il laisse en plus une peau très douce.

Prendre du bicarbonate de soude par voie orale est mauvais pour les performances sportives

FAUX

Bien au contraire, le bicarbonate de soude réduit l'acidité que les muscles produisent pendant les efforts sportifs (voir le chapitre « Le bicarbonate de soude pour le sport et les sportifs »).

Le bicarbonate de soude a une mauvaise odeur

FAUX

La petite poudre blanche est inodore. De plus elle possède une action désodorisante et elle peut s'utiliser comme déodorant personnel !

Le bicarbonate de soude est un produit polluant

FAUX

Il s'agit d'un produit biodégradable qui ne pose pas de soucis pour notre environnement, contrairement à la plupart des produits ménagers chimiques vendus dans le commerce.

Le bicarbonate de soude bouche les canalisations

Bien au contraire, on recommande son utilisation pour éviter la formation du tartre dans les tuyaux. Il suffit d'ajouter 1 cuillère à soupe de bicarbonate de soude à la poudre des machines à chaque lavage.

FAUX

chapitre 12

Recettes

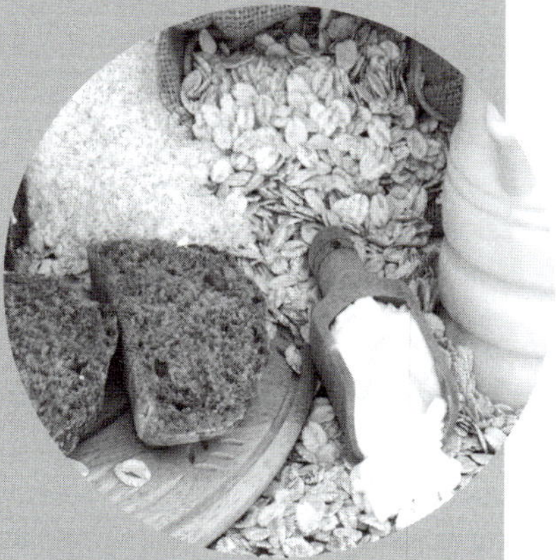

Voici quelques recettes simples, mais variées, pour vous donner envie d'utiliser le bicarbonate de soude dans votre cuisine de tous les jours. Elles sont toutes faciles à réaliser. Bon appétit !

Pennes à la sauce bolognaise

Pour 6 personnes
Difficulté : facile
Temps de préparation: 15 minutes
Temps de cuisson : 10 minutes
Coût : €€

- 500 g de pennes
- 1 kg de tomates bien mûres
- 200 g de viande hachée ou steaks hachés
- 1 c. à café de bicarbonate de soude
- 2 c. à soupe d'huile d'olive 1re pression à froid
- 2 oignons et 2 gousses d'ail
- sel, poivre et 1 c. à soupe de basilic haché

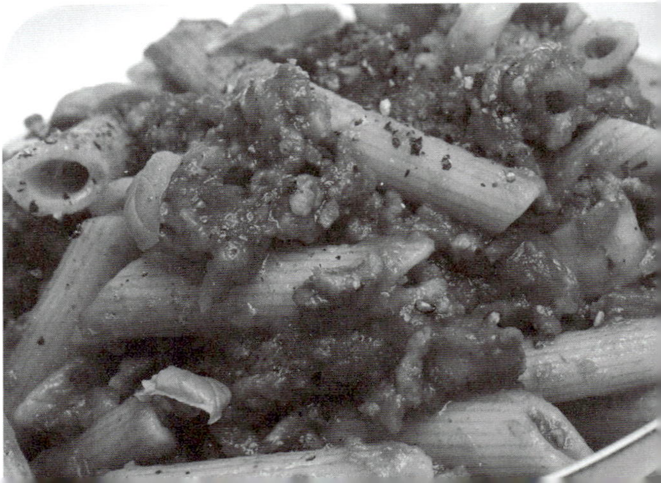

Bon à savoir

Le bicarbonate de soude enlève l'aigreur de la sauce tomate qui dérange les estomacs sensibles. Si vous ajoutez du sucre à la sauce tomate, vous masquez simplement l'acidité !

1. Épluchez les gousses d'ail et enlevez le germe (la tige intérieure), car il est indigeste. Hachez-les.
2. Épluchez les oignons et hachez-les finement.
3. Dans une casserole, faites chauffer l'huile d'olive.
4. Ajoutez les oignons et l'ail et faites-les blondir.
5. Ensuite, ajoutez la viande hachée et faites la cuire pour qu'elle ait une légère coloration.
6. Pendant ce temps, lavez les tomates, coupez-les en gros cubes et mixez-les. Versez la purée de tomates dans la casserole de la viande et mélangez.
7. Ajoutez maintenant le sel, le poivre et le bicarbonate.
8. Laissez cuire et réduire à feu doux environ 20 minutes.
9. À feu éteint, rectifiez l'assaisonnement si nécessaire et ajoutez le basilic fraîchement haché.
10. Faites cuire les pâtes dans de l'eau salée et égouttez-les. Versez la sauce bolognaise sur les pâtes cuites *al dente* ! Servez chaud.

Gâteau salé au fromage et au jambon

POUR 6 PERSONNES
DIFFICULTÉ : FACILE
TEMPS DE PRÉPARATION : 5 MINUTES
TEMPS DE CUISSON : 45 MINUTES
COÛT : €€

BON À SAVOIR

Le bicarbonate de soude permet à la pâte de lever correctement sans levure chimique. Ce gâteau salé est parfait pour un buffet, un pique-nique ou une entrée servie avec une petite salade de saison.

- 250 g de farine biologique
- 2 c. à soupe d'huile d'olive 1re pression à froid
- 150 g de fromage râpé, type emmental, cantal ou parmesan
- 1 yaourt
- 4 œufs
- 4 tranches de jambon blanc
- 1 petite c. à café de bicarbonate de soude
- sel et poivre

1. Préchauffez votre four à 180 °C.
2. Mélangez la farine avec le bicarbonate de soude.
3. Dans un saladier ou dans votre robot de cuisine, mélangez la farine avec le bicarbonate, les œufs, le yaourt, l'huile, le sel et le poivre.
4. Coupez le jambon en fines lamelles et incorporez-le dans la pâte ainsi que le fromage râpé.
5. Versez le tout dans un moule à cake huilé.
6. Faites cuire dans votre four chaud pendant 45 minutes environ.

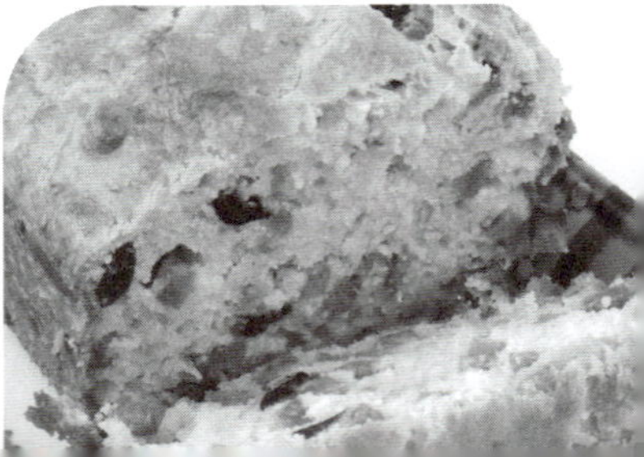

Lentilles vertes aux légumes

Pour 6 personnes
Difficulté : Moyen
Temps de préparation : 15 minutes
Temps de cuisson : 25 minutes
Coût : €

Bon à savoir

L'utilisation du bicarbonate de soude permet de réduire le temps de cuisson des lentilles et les rend plus digestes.

- 400 g de lentilles vertes
- 300 g de tomates bien mûres
- 2 oignons moyens
- 2-3 carottes moyennes
- 1 c. à soupe de persil
- 1 pincée de bicarbonate de soude
- 2 c. à soupe d'huile d'olive 1re pression à froid
- sel et poivre

1. Épluchez les oignons et coupez-les en fines lamelles.
2. Nettoyez les carottes en les brossant avec une pâte de bicarbonate de soude. Rincez-les bien et coupez-les en petits dés.
3. Dans une casserole, portez de l'eau à ébullition. Ébouillantez les tomates, pelez-les et coupez-les en morceaux. Réservez.
4. Dans une sauteuse, faites chauffer l'huile et faites rissoler les oignons.
5. Ajoutez les dés de tomate et les carottes.
6. Mélangez, ajoutez les lentilles, le bicarbonate de soude et recouvrez abondamment d'eau très chaude.
7. Salez, poivrez et laissez cuire 20 minutes.
8. Vérifiez la cuisson et l'assaisonnement.
9. Juste avant de servir, ajoutez le persil.

Soupe à la tomate

Pour 6-8 personnes
Difficulté : facile
Temps de préparation : 10 minutes
Temps de cuisson : 45 minutes
Coût : €

- 1,5 kg de tomates très mûres
- 2 gros oignons
- 1 c. à café de bicarbonate de soude
- 20 cl de crème fraîche légère et liquide
- 2 c. à soupe d'huile d'olive 1re pression à froid
- un peu de bouillon de légumes, si nécessaire
- sel, poivre et quelques feuilles de basilic
- des croûtons de pain

Bon à savoir

L'utilisation du bicarbonate de soude permet d'enlever l'acidité de la tomate. Même les estomacs sensibles pourront enfin goûter à ce délice.
Si votre estomac est particulièrement sensible à l'acidité, augmentez la quantité du bicarbonate de soude.

1. Lavez soigneusement les tomates en les laissant tremper dans de l'eau avec du bicarbonate de soude.
2. Dans une casserole, faites chauffer l'huile, ajoutez les oignons épluchés et émincés et faites-les rissoler.
3. Coupez les tomates en morceaux, ajoutez-les aux oignons, salez.

4. Faites cuire pendant 30 à 40 minutes, en ajoutant du bouillon si nécessaire.
5. Laissez refroidir, ajoutez le bicarbonate de soude et mixez le tout.
6. Remettez sur le feu, versez la crème liquide, poivrez et rectifiez l'assaisonnement et la quantité de bouillon si besoin.
7. Réchauffez la soupe et servez avec des croûtons de pain et quelques feuilles de basilic fraîchement hachées.

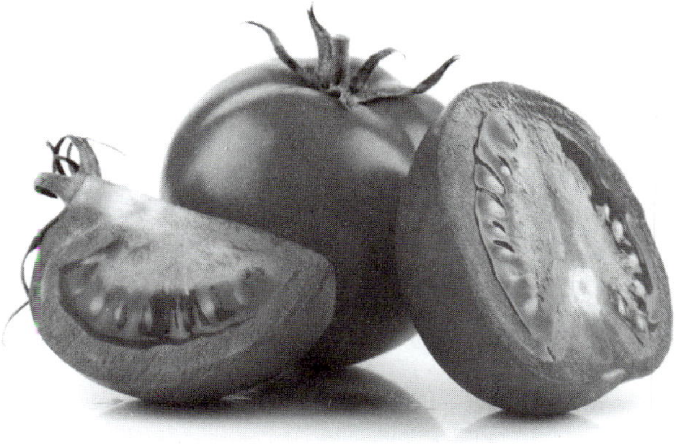

Cake aux olives

DIFFICULTÉ : FACILE
TEMPS DE PRÉPARATION : 5 MINUTES
TEMPS DE CUISSON : 45 MINUTES
COÛT : €€

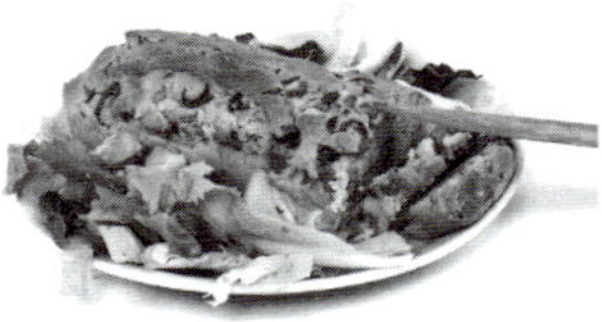

- 250 g de farine
- 4 œufs
- 2 dl d'huile d'olive 1re pression à froid
- 1,5 dl de vin blanc sec
- 200 g d'olives vertes dénoyautées
- sel et poivre
- 150 g de fromage râpé (gruyère, comté ou parmesan)
- 1 c. à café de bicarbonate de soude

1. Préchauffez le four à 180 °C.
2. Dans un saladier, tamisez la farine, le sel, le poivre moulu et le bicarbonate de soude.
3. Battez les œufs et ajoutez-les à la farine.
4. Versez ensuite l'huile et le vin blanc.
5. Tout en mélangeant, ajoutez encore les olives et le fromage.
6. Versez la pâte dans un moule à cake huilé.
7. Faites cuire au four pendant 45 mn.

BON À SAVOIR

Si vous le souhaitez, vous pouvez varier la recette en mélangeant des olives vertes et des olives noires (100 g d'olives vertes et 100 g d'olives noires).

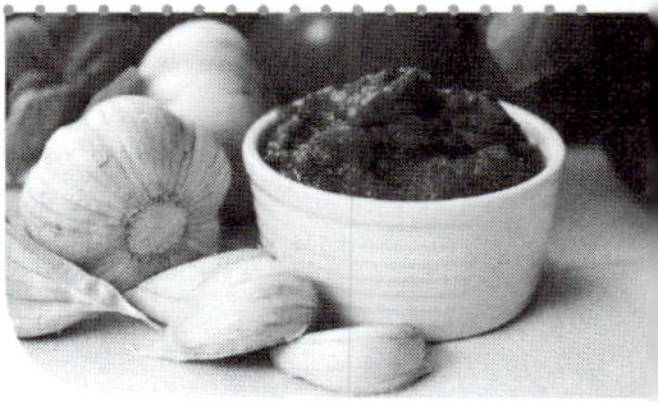

Sauce tomate

DIFFICULTÉ : MOYEN
TEMPS DE PRÉPARATION : 10 MINUTES
TEMPS DE CUISSON : 25 MINUTES
COÛT : €

- 500 g de tomates bien mûres (ou des tomates en boîte, si ce n'est pas la saison des tomates fraîches)
- 1 oignon
- 1 carotte
- 1 gousse d'ail
- 2 cl d'huile d'olive 1re pression à froid
- 1 grosse pincée de bicarbonate de soude

1. Retirez la peau et les pépins des tomates après les avoir fait ébouillanter une minute.
2. Nettoyez la carotte, l'ail et l'oignon.
3. Mixez-les grossièrement.
4. Dans une casserole, faites chauffer un peu d'huile et versez les légumes hachés.
5. Faites-les rissoler et ajoutez les tomates coupées en gros morceaux.
6. Salez, poivrez et faites cuire à feu moyen pendant 20 minutes.
7. Ajoutez le bicarbonate de soude et mixez finement le tout.

BON À SAVOIR

Le bicarbonate enlève l'acidité de cette sauce qui peut être utilisée pour assaisonner des pâtes, du riz, toutes les autres céréales, tout comme les légumes, les viandes et les poissons.

Gâteau au yaourt

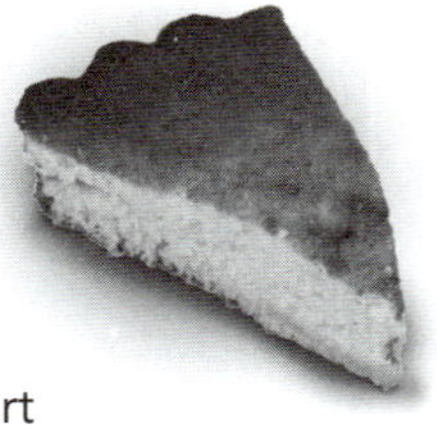

POUR 6-8 PERSONNES
DIFFICULTÉ : FACILE
TEMPS DE PRÉPARATION : 5 MINUTES
TEMPS DE CUISSON : 40 MINUTES
COÛT : €

- 200 g de farine (de préférence biologique)
- 150 g de sucre de canne non raffiné
- 3 œufs
- 1 yaourt
- 10 cl d'huile de tournesol
- 1 c. à café de bicarbonate de soude

1. Dans une terrine, fouettez les œufs avec le sucre jusqu'à ce que le mélange blanchisse.
2. Versez l'huile progressivement tout en continuant de fouetter.
3. Mélangez la farine et le bicarbonate de soude.
4. Ajoutez le yaourt et la farine aux œufs.
5. Mélangez pour obtenir une pâte homogène.
6. Huilez un moule, versez du sucre en poudre et retournez-le pour faire tomber le sucre excédant.
7. Versez la pâte dans le moule et faites cuire à four chaud (180 °C) pendant 40 minutes.

BON À SAVOIR

Grâce au bicarbonate de soude, vous évitez l'utilisation de la levure chimique. C'est le gâteau idéal pour toute la famille au petit-déjeuner ou pour le goûter des enfants.

Cake à la banane

Pour 6 personnes
Difficulté : facile
Temps de préparation : 10 minutes
Temps de cuisson : 45 minutes
Coût : €€

Bon à savoir

Grâce à l'utilisation du bicarbonate de soude la texture du gâteau sera plus légère.

- 3 bananes mûres, de préférence biologiques
- 250 g de farine biologique tamisée
- 120 g de sucre roux
- 3 œufs
- 3 c. à soupe de rhum
- 1 petite c. à café de bicarbonate de soude
- 80 g de noix concassées
- 50 g de beurre
- un peu d'huile pour le moule

1. Préchauffez votre four à 180 °C.
2. Faites fondre le beurre dans une casserole à feu doux.
3. Épluchez les bananes.
4. Dans un saladier, écrasez les bananes à l'aide d'une fourchette.
5. Ajoutez les œufs, le rhum et mélangez soigneusement.
6. Ajoutez la farine, le bicarbonate de soude, le sucre et le beurre fondu.
7. Mélangez bien le tout.
8. Incorporez les noix dans la pâte.
9. Versez la pâte dans un moule à cake huilé.
10. Faites cuire au four bien chaud pendant 45 mn.
11. Vous pouvez le servir tiède ou froid.

Gâteau à la carotte

POUR 6-8 PERSONNES
DIFFICULTÉ : FACILE
TEMPS DE PRÉPARATION : 10 MINUTES
TEMPS DE CUISSON : 55 MINUTES
COÛT : €

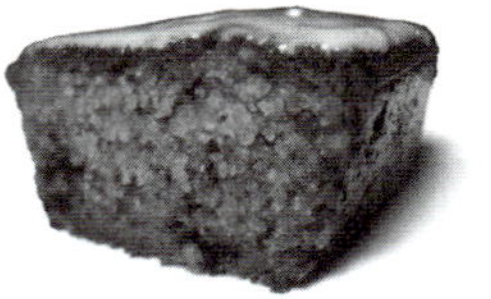

- 250 g de farine biologique
- 250 g de carottes râpées, biologiques si possible
- 250 g de sucre de canne complet
- 120 ml d'huile de tournesol
- 2 œufs
- 1 c. à café d'extrait de vanille
- 1 petite c. à café de bicarbonate de soude
- 1 pincée de sel

1. Préchauffez votre four à 160 °C.
2. Tamisez la farine avec le bicarbonate de soude.
3. Ajoutez la pincée de sel.
4. Battez les œufs avec le sucre.
5. Mélangez les carottes avec l'huile, la vanille, les œufs et le sucre.
6. Mélangez petit à petit la farine aux carottes.
7. Versez la pâte obtenue dans un moule à cake huilé.
8. Faites cuire pendant 50 à 55 minutes environ.
9. Faites refroidir avant de servir.

BON À SAVOIR

Le gâteau à la carotte s'inscrit dans la pure tradition américaine qui utilise toujours le baking soda pour réaliser ses pâtisseries. Il se déguste de préférence à l'heure du thé.

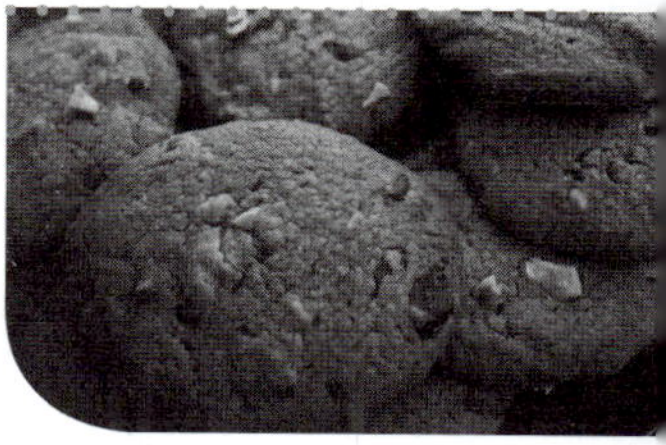

Cookies au chocolat

Difficulté : moyen
Temps de préparation : 15 minutes
Temps de cuisson : 10 minutes
Coût : €

- 120 g de farine biologique
- 30 g de cacao amer en poudre
- 100 g de chocolat noir
- 80 g de chocolat blanc en petits morceaux
- 2 œufs
- 350 g de pépites de chocolat noir
- 150 g de sucre roux
- 60 g de beurre
- 1/2 c. à thé de bicarbonate de soude
- 1/2 c. à thé de sel marin

1. Préchauffez votre four à 180 °C.
2. Beurrez plusieurs plaques ou tapissez-les avec une feuille de papier sulfurisé.
3. Dans un grand bol, tamisez la farine avec le bicarbonate de soude, le cacao et le sel.
4. Faites fondre le chocolat noir lentement au bain-marie (dans un saladier au-dessus d'une casserole avec de l'eau) à feu bas.
5. Battez énergiquement le sucre avec le beurre ramolli. Ajoutez les œufs, le chocolat fondu et mélangez.
6. En mélangeant le tout, incorporez progressivement les morceaux de chocolat blanc, les pépites de chocolat noir et le mélange à base de farine.
7. Posez des boules aplaties de la pâte obtenue sur les plaques et cuire au four.

Biscuits aux flocons d'avoine

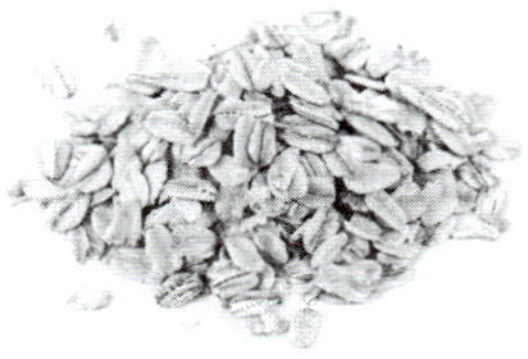

(RECETTE AMÉRICAINE)
DIFFICULTÉ : MOYEN
TEMPS DE PRÉPARATION : 15 MINUTES
TEMPS DE CUISSON : 15 MINUTES
COÛT : €

- 280 g de flocons d'avoine
- 110 g de sucre en poudre
- 180 g de sucre brun moelleux
- 130 g de raisins secs
- 150 g de beurre
- 80 g de farine de blé
- 1 c. à thé d'extrait de vanille
- 1 œuf
- 2 c. à soupe d'eau
- 1 c. à thé de cannelle
- 1/2 c. à thé de bicarbonate de soude
- 1/2 c. à thé de sel gris

1. Préchauffez votre four à 180 °C.
2. Beurrez plusieurs plaques ou tapissez-les avec une feuille de papier sulfurisé pour faire cuire les biscuits.
3. Faites ramollir le beurre et mélangez-le soigneusement avec les deux types de sucre.
4. Ajoutez l'œuf, l'extrait de vanille et l'eau et mélangez le tout.
5. Dans un bol, tamisez la farine avec le bicarbonate de soude et le sel.
6. Versez la farine dans la pâte à base de beurre et de sucre, et mélangez.
7. Ajoutez les flocons d'avoine, les raisins secs et la cannelle.
8. Mélangez soigneusement le tout.
9. À l'aide d'1 cuillère à soupe, posez des boules de pâte sur les plaques.

10. Aplatissez-les avec la paume de la main mouillée pour obtenir la forme d'un disque.
11. Faites cuire dans le four bien chaud de 11 à 15 minutes : les bords doivent être bien cuits et le centre juste cuit.

Bon à savoir

Dans cette recette, le bicarbonate de soude rend les biscuits bien moelleux.

Gâteau au miel sans matière grasse

Difficulté : facile
Temps de préparation : 10 minutes
Temps de cuisson : 35 minutes
Coût : €

- 300 g de farine biologique
- 250 g de miel naturel
- 125 g de sucre brun
- 1 verre de lait
- 1 c. à café de bicarbonate de soude
- 1 pincée de sel marin

Bon à savoir

Voici un gâteau sans aucune matière grasse ! Son goût est très naturel. Idéal à déguster au petit-déjeuner et pour le goûter des enfants.

1. Faites chauffer le lait et délayez le miel dans le lait.
2. Ajoutez la farine et le bicarbonate de soude en mélangeant pour enlever les grumeaux.
3. Incorporez le sucre et la pincée de sel.
4. Versez la pâte dans un moule à gâteaux un peu huilé et faites cuire au four à 180 °C pendant 30 à 35 minutes.

Pain aux épices biologique

Difficulté : facile
Temps de préparation : 10 minutes
Temps de cuisson : 60 minutes
Coût : €

Bon à savoir

Le bicarbonate de soude vous permet de réaliser un pain d'épice presque totalement biologique.

- 250 g de farine biologique
- 200 g de sucre brun biologique ou 250 g de miel biologique
- 100 g de beurre fondu biologique
- 100 g de raisins secs biologiques
- 1,5 dl de lait biologique
- 1 c. à café de bicarbonate de soude
- 2 c. à café d'épices mélangées : cannelle en poudre, gingembre, clous de girofle, noix de muscade…

1. Préchauffez le four à 170 °C.
2. Faites chauffer le lait et faites fondre le sucre ou le miel.
3. Ajoutez le beurre pour qu'il fonde lui aussi.
4. Dans un saladier, tamisez la farine et le bicarbonate de soude.
5. Ajoutez les épices, les raisins secs et mélangez.
6. Incorporez le lait et mélangez pour ne pas créer des grumeaux.
7. Versez la pâte dans un moule à cake huilé ou beurré.
8. Mettez au four et laissez cuire environ une heure.

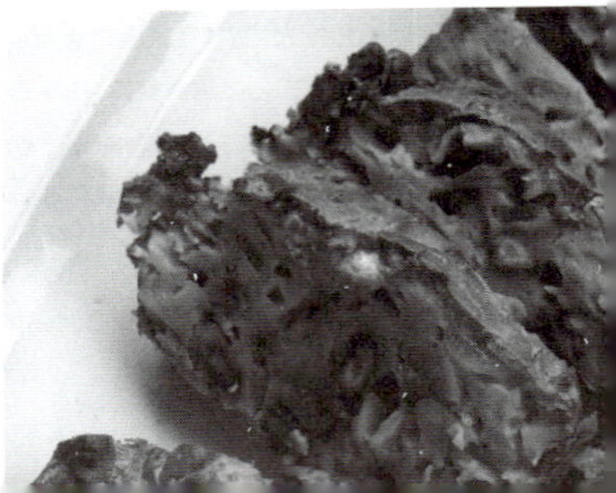

L'autrice

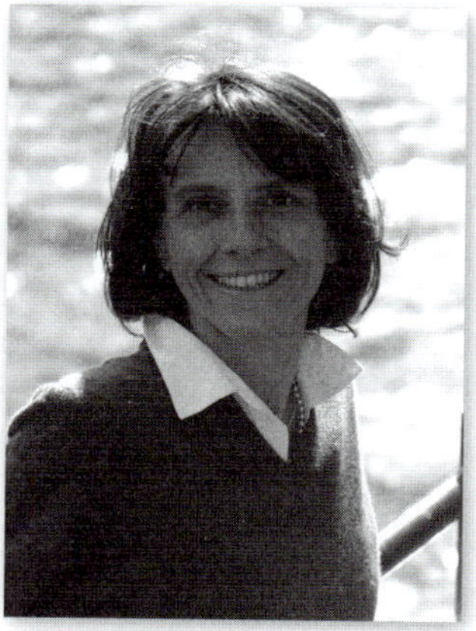

Alessandra **Moro Buronzo**

Diplômée en psychologie et en naturopathie, conseillère en fleurs de Bach, Alessandra Moro Buronzo est auteure et journaliste. Elle a déjà publié de nombreux livres à succès dont, aux Éditions Jouvence, *Mon alimentation santé facile : Curcuma et gingembre, mes épices miracles*, *Bicarbonate de soude, citron, vinaigre, argile, miel, sel : Les 6 Produits miracles* et bien d'autres.

Son site : www.buronzo.com

Crédits photos :

Fotolia © henryart, p. 21 ; © AgathaLemon, p. 25 ; ©constantincornel, p.35 ; ©ALDECAstudio, p.37 ; ©chris32m, p.42 ; ©hanthropos, p.49 ; ©C.Bluesman, p.50 ; ©Anna, p.54 ; © Philophoto, p.57 ; ©BillionPhotos, p.60 ; ©Giuseppe Porzani, p.63 ; ©Uzi Tzur, p.69 ; ©plprod, p.70 ; ©Production Perig, p.73 ; ©Eray, p.75 ; ©ftelkov, p.77 ; ©Satoshi Miyazaki, p.78 ; ©IoannisS, p.79 ; ©He2, p.81 ; ©Lsantilli, p.83 ; ©Moving Moment, p.85 ; ©Annerp, p.88 ; ©Elena Schweitzer, p.92 ; ©Julien Tromeur, p.93 ; ©Viktor, p.96 ; ©Kati Molin, p.103 ; ©mariesacha, p.106 ; ©Africa Studio, p.109 ; ©Yuri Arcurs, p.111 ; © Edward Shtern, p.118 ; ©Konstantin Yuganov, p.123 ; ©Jacques PALUT, p.125 ; ©Arman Zhenikeyev, p.127 ; ©Valua Vitaly, p.133 ; ©IKO p.135 ; ©marilyn barbone, p. 143 ; ©Joe Gough, p.145 ; ©Richard Villalon, p.146 ; ©Yasonya, p.149 ; ©Magalice, p.150 ; ©matka_Wariatka, p.151 ; ©SGV, p.152 ; ©Sophie Cottin Bouzat, p.154 ; ©Christelle NC p.155 ; ©Elenathewise, p.156 ; © helenedevun, p.158

Achevé d'imprimer en mars 2020
Dépôt légal : octobre 2015
Imprimé en Bulgarie